カンファでおさえる
小児麻酔

編 集

宮部 雅幸
三重大学名誉教授

川名 信
宮城県立こども病院副院長

克誠堂出版

執筆者一覧

編集	宮部 雅幸	三重大学名誉教授
	川名　信	宮城県立こども病院副院長

執筆者	川端 徹也	沖縄県立南部医療センター・こども医療センター小児麻酔科
	川名　信	宮城県立こども病院副院長
	宮部 雅幸	三重大学名誉教授
	名和 由布子	北海道立子ども総合医療・療育センター麻酔科
	廣瀬 徹也	兵庫県立こども病院麻酔科
	香川 哲郎	兵庫県立こども病院麻酔科
	宮澤 典子	東京都立小児総合医療センター麻酔科
	小原 崇一郎	帝京大学大学院公衆衛生学研究科
	山本 信一	東京都立小児総合医療センター麻酔科
	松成 泰典	三重大学医学部附属病院臨床麻酔部
	亀井 政孝	三重大学医学部附属病院臨床麻酔部
	水野 圭一郎	福岡市立こども病院手術・集中治療センター
	川瀬 宏和	岡山大学病院麻酔科蘇生科
	岩崎 達雄	岡山大学病院小児麻酔科
	遠山 悟史	国立成育医療研究センター手術・集中治療部
	諏訪 まゆみ	静岡県立こども病院麻酔科
	鈴木 康之	国立成育医療研究センター手術・集中治療部
	五十嵐 あゆ子	宮城県立こども病院麻酔科
	稲垣 喜三	鳥取大学医学部器官制御外科学講座麻酔・集中治療医学分野
	小澤 純一	埼玉医科大学総合医療センター小児救急集中治療部門
	櫻井 淑男	埼玉医科大学総合医療センター小児救急集中治療部門
	坂倉 庸介	三重大学医学部附属病院臨床麻酔部
	谷口 由枝	自治医科大学附属さいたま医療センター麻酔科
	川村　篤	大阪母子医療センター麻酔科
	橘　一也	大阪母子医療センター麻酔科
	竹内　護	自治医科大学麻酔科学・集中治療医学講座

序文

　小児麻酔の教科書・マニュアルは国内外を問わず多数出版されていますが，実際の患児を前にしたとき，何に注意して麻酔管理をしたらよいかについて焦点を当てたテキストはあまりありません．私どもは後期研修医がもっとも知りたいのは，エキスパートの小児麻酔科医はどのように考え，どのように麻酔管理を行っているかということではないかと考えました．そこで本書では小児に特有な21の症例を選び，個々の症例について麻酔科指導医と後期研修医が一緒に議論するカンファランス形式をとり，小児の麻酔管理について理解できるようにしました．

　小児は年齢によって，また個人によって気管チューブのサイズ，薬の投与量などが違います．また許容範囲が狭く，さまざまな場面で注意深い調節が必要です．これらの基本知識を踏まえて患児ごとの麻酔計画を立てなければなりませんが，本書ではこれらの知識はあるものとして，個々の特殊疾患，病態のある患児の麻酔計画を立てるに当たっての注意点について解説します．小児麻酔に長年携わっている先生にとっては何でもない落とし穴に初学者は見事に陥る可能性があります．本書はそうした初学者が陥りやすい点，学習ポイントを症例ごとにまとめ，麻酔管理が学べる構成になっています．

　新専門医制度が2017年からスタートし，小児麻酔の研修も全員に義務付けられ，すべての麻酔科専門医を目指す先生が小児麻酔を研修することになりました．後期研修医が小児の麻酔計画を考えるときに本書が役立つと思います．さらに問題形式で要点をまとめましたので，専門医試験の準備にも使っていただければと思います．このテキストを少しで多くの麻酔科医が小児麻酔の理解に役立てていただければ幸いです．

2018年9月吉日

三重大学名誉教授　宮部雅幸
宮城県立こども病院副院長　川名　信

目次

▶ 1. 壊死性腸炎 …………………………………………………… 川端 徹也　1
　　　ポイント 低出生体重児の術前評価
　　　落とし穴 低血圧の対応

▶ 2. 肥厚性幽門狭窄症 …………………………………………… 川名　信　7
　　　ポイント 術前管理と麻酔導入法
　　　落とし穴 誤嚥の予防

▶ 3. 先天性食道閉鎖 ……………………………………………… 宮部 雅幸　13
　　　ポイント 診断と病型
　　　落とし穴 気管食道瘻と換気

▶ 4. 先天性横隔膜ヘルニア ……………………………………… 名和 由布子　19
　　　ポイント 新生児遷延性肺高血圧と肺保護戦略
　　　落とし穴 手術のタイミング

▶ 5. 漏斗胸 ………………………………………………………… 廣瀬 徹也・香川 哲郎　27
　　　ポイント Nuss法の術式と術中管理
　　　落とし穴 術前評価と術後鎮痛

▶ 6. 先天性嚢胞性腺腫様奇形 …………………………………… 宮澤 典子　37
　　　ポイント 小児の分離換気
　　　落とし穴 換気困難

▶ 7. 前縦隔腫瘍 …………………………………… 小原 崇一郎　47
　　ポイント 術前の重症度評価
　　落とし穴 麻酔のリスク

▶ 8. 腹壁破裂・臍帯ヘルニア …………………………… 山本 信一　57
　　ポイント 病態と術前評価
　　落とし穴 腹壁閉鎖と換気困難

▶ 9. 肺高血圧を伴った心室中隔欠損症 ………… 松成 泰典・亀井 政孝　63
　　ポイント 肺高血圧の管理
　　落とし穴 周術期の酸素の使い方

▶10. ファロー四徴症 ………………………………… 水野 圭一郎　71
　　ポイント 前投薬と麻酔導入
　　落とし穴 低酸素発作への対応

▶11. 動脈管開存症 …………………………… 川瀬 宏和・岩崎 達雄　79
　　ポイント 低出生体重児の管理
　　落とし穴 低体温

▶12. 頭蓋骨早期癒合症 ……………………………… 遠山 悟史　87
　　ポイント 大量輸液と輸血
　　落とし穴 気道管理

▶13. アデノイド・扁桃摘出 ……………………………… 諏訪 まゆみ　97
　　　ポイント 気道狭窄と無呼吸発作
　　　落とし穴 術後出血

▶14. 気道異物 ……………………………………………… 鈴木 康之　105
　　　ポイント 麻酔法と筋弛緩薬の使用
　　　落とし穴 喉頭浮腫

▶15. 上気道感染 …………………………………………… 五十嵐 あゆ子　115
　　　ポイント 病態と手術中止の判断
　　　落とし穴 周術期の呼吸器合併症

▶16. 肥満児 ………………………………………………… 稲垣 喜三　119
　　　ポイント 肥満と薬物投薬量
　　　落とし穴 睡眠時無呼吸症候群と術後鎮痛

▶17. 心肺停止 ……………………………………… 小澤 純一・櫻井 淑男　133
　　　ポイント CPR のアルゴリズム
　　　落とし穴 チームダイナミクス

▶18. 予想される挿管困難症例 …………………………… 坂倉 庸介　143
　　　ポイント 対象疾患とアルゴリズム
　　　落とし穴 筋弛緩薬の使用

▶19. 予期しない気道確保困難症例 …………………………………………谷口 由枝　149
　　ポイント 困難気道のアルゴリズム
　　落とし穴 麻酔深度

▶20. MRI検査の鎮静 ……………………………………川村　篤・橘　一也　157
　　ポイント 患者評価と鎮静法
　　落とし穴 限られた気道確保デバイスとモニター

▶21. 心臓カテーテル検査 ………………………………………………竹内　護　163
　　ポイント 肺体血流比の維持
　　落とし穴 術後鎮静

▶索引 ……………………………………………………………………………………… 167

1 壊死性腸炎

川端 徹也

在胎 31 週 0 日，1,250 g で出生した早産の男児。出生後ただちに気管挿管されサーファクタントを投与された。NICU に搬送され人工呼吸管理を受けていた。エコー検査で動脈管開存が確認され，拡張期に中大脳動脈の逆流が確認された。日齢 4 で心拡大，肺うっ血が認められてインドメタシン静注投与を 3 回行ったが動脈管閉鎖には至らず，腹部膨満が出現した。胸腹部 X 線写真で腹腔内フリーエアーが確認され，緊急手術の申し込みがあった。バイタルサインは体温 37.5℃，Sp_{O_2} 93%（F_{IO_2} 0.3），心拍数 165 回/分，下肢の非観血動脈圧は 48/20 mmHg であった。

問 1 壊死性腸炎（necrotizing enterocolitis：NEC）について正しいのはどれか。3 つ選べ。

1. 本症例は体重の分類で極低出生体重児である
2. 壊死性腸炎は極低出生体重児でもっとも多い
3. 日本の死亡率は新生児外科疾患別でもっとも高い
4. 低出生体重児ではドレナージ手術が推奨される
5. インドメタシンは壊死性腸炎の危険因子である

指導医：A 先生，NICU に NEC で腸管穿孔を認めた児がいます。これから緊急開腹手術が申し込まれたので麻酔の担当をお願いします。NEC はどのような疾患でしょうか？

感染で腸管が壊死する病気だと思います。腸穿孔した場合出生後早期に手術が必要となります。
A 先生

指導医: そうですね。腸管内層の虚血性傷害により感染防御機能が破綻，腸内細菌による感染で腸管が壊死に至る訳ですが，腸管穿孔となれば通常は外科的介入が必要となります[1]。腹壁破裂，鎖肛や食道閉鎖などの先天奇形を除けば，出生後早期に手術が必要な代表的疾患です。病因は不明ですが[1]，臓器の未熟性が関与しているようです。発症率は，低出生体重児（2,500 g未満），極低出生体重児（1,500 g未満），超低出生体重児（1,000 g未満）の順に高くなります[2]。死亡率は 30 ％前後に達し[3]，わが国の新生児外科疾患の中でもっとも高い死亡率です。さて，NEC にはどのような手術が行われますか？

A先生: 壊死腸管を切除し，一期的に腸管吻合術を行う場合と，人工肛門増設の後に二期的に閉鎖術・腸管吻合術を行う場合があります。

指導医: そうですね。B 先生，他にはありますか？

B先生: 開腹術の侵襲に耐えられない場合はドレナージを考慮するようです。

指導医: ドレナージであれば腸管操作がなく手術時間が短い分，侵襲が小さくてすみますね。ただ後に開腹術が必要となるケースが半数ほどあるようです。予後という点では明確な差は認められないため，患児の状態で判断する必要があります[4]。

指導医: さあ，術前診察に出かけて状態把握をお願いします。特に注意すべきはどんな点でしょうか。B 先生も一緒に考えて下さい。

A先生: バイタルサイン，身体所見を確認します。ツルゴールの低下がないか，浮腫はないか，あと大泉門の張り具合や毛細血管再充満時間（capillary refill time：CRT）[注] も診ます。

B先生: 肺音，心音の聴診もします。腹鳴は消失していると思われます。あとは，血液検査のデータや X 線検査の結果も知りたいです。

注）CRT：爪床を 5 秒間圧迫し解除後，赤みが回復するまでの時間，2 秒以上で陽性。小児では脱水の診断に有用。

そうですね。では，ここで臨床経過を整理しましょう。患児は 31 週で出生し呼吸窮迫症候群の状態です。中大脳動脈血流の逆流は動脈管開存症（patent ductus arteriosus：PDA）への引き込みが増え拡張気圧が低下した結果でしょう。肺循環が増し体循環が減り，心拡大，肺うっ血を来しています。NEC の危険因子が揃ったわけです。心不全治療のため PDA 閉鎖目的イでンドメタシンを投与しましたが効果なく，残念ながら合併症として NEC が発症したと考えられます[5]。腹膜炎で血圧は低下傾向と思われますので現在の治療内容を確認してください。静脈路は末梢と，新生児用末梢挿入式中心静脈カテーテルが確保されてることが多いです。動脈ラインは必須です。人工呼吸器の設定の確認も必要ですし，気管チューブの固定状態（固定長・胸部 X 線検査の結果）も見ていてください。移動時の事故抜管は危機的です。

正解　1, 3, 5

問 2 もうすぐ手術が開始される。麻酔計画について正しいのはどれか。

1. 吸入麻酔薬を避け静脈麻酔薬を用い麻酔する
2. 低血圧はエフェドリン，フェニレフリンや輸液で速やかに治療する
3. カテコラミンはアドレナリンよりもドパミンがよい
4. 循環血液量低下で大量輸液には注意する
5. 脳保護の観点から 35～36℃の軽度低体温を維持する

A 先生，麻酔維持はセボフルランとレミフェンタニルとロクロニウムですね。選択の理由は何でしょう。

はい，すべての麻酔薬に神経毒性の懸念があり，吸入麻酔や静脈麻酔での優劣はつけられません。慣れた麻酔ということです。大量オピオイドは勧められるようですので，調節性のよさからレミフェンタニルにしました[6]。

そうですね。鎮静の薬は少なめに，ストレスを看過することは予後悪化に繋がりますから鎮痛はしっかりと，あとは無動化。これがよいと考えます。さて，全身状態からすると，麻酔薬による低血圧が予想されます。血圧の目標はどうなりますか？

現在, 平均血圧（mean arterial pressure：MAP）が 30 mmHg でした。これを目標にします。NEC 発症後は, 血圧は低下傾向だったので, 輸液負荷とドパミン投与が開始されていました。血圧が持ち直し, 先ほどエコー検査で臓器血流の確認をしていて前大脳動脈, 腸間膜動脈, 腎動脈の血流も改善したとのことでした。主治医にも助言いただき現在値を目標と考えました。

A 先生

ちなみに, 早産児での一般的な血圧目標はどうなるのでしょうか？
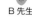
B 先生

指導医
低血圧の定義のうち「MAP＜修正在胎週数」が使いやすく, 本症例だと MAP 31 以下だと低血圧となりますが, このあたりの問題は研究が進行中で結果が待たれます[7]。低血圧の定義の妥当性の問題, 治療開始基準の問題です。臓器血流低下は神経発達の障害など長期予後に関連しますが, 血圧と臓器血流は必ずしも相関しないのです[8]。
超低出生体重児では治療の有効性は不明で, 過度な治療では長期予後が悪化するそうです[9]。またカテコールアミンとして従来よりドパミンが広く用いられてきていますが長期予後を改善するのか, ドブタミンやアドレナリンと差はあるのか, 不明です[7]。今回は臓器血流を保てる前提で現在の血圧を目標にしましょう。尿量, 代謝性アシドースの程度や乳酸値の変化も指標となります。近年は近赤外線分光法による局所 Hb 酸素飽和度モニターの有用性も指摘されていますので, 今後の知見の蓄積に期待できます。

エフェドリン, フェニレフリン, 輸液負荷用に生理食塩水, アルブミンも用意しました。よろしいでしょうか。

A 先生

指導医
薬物や輸液による急激な昇圧は脳室内出血のリスクがありますので避けます。また, 輸液の過剰投与は心不全を起こす可能性があるので注意が必要です。心筋が未熟で安全域が狭いので心不全に注意するわけです[10]。輸液やカテコールアミンの投与量を調整して慎重に対応しましょう。ほかに注意すべき点はありますか？

低カルシウム血症, 高カリウム血症, 貧血のリスクが高いです。他の電解質, 血糖値にも注意します。

B 先生

指導医
そう, 早産児ですから低血糖, 低カルシウム血症が心配ですね。また正期産児と異なり貧血傾向です。輸血するとイオン化カルシウムはさらに低下しますし, インドメタシンでの低ナトリウム血症, 腎機能が未熟なため高カリウム血症にも注意です。

古い赤血球製剤の使用やカリウム除去フィルターを用いない場合には，心停止に至るような高カリウム血症のリスクがあると聞いたことがあります。 A先生

 指導医
そのとおりです．輸血の影響は成人より大きいです．輸血開始後は電解質のチェックが必要です．血液ガス分析も同時に行いますが，換気条件の設定には必須です．まずは NICU での条件に準じますが，筋弛緩の影響や腹部手術操作，気道分泌物などにより安定した状態を保つのは大変です．カプノグラフィーの波形や値，1回換気量の値が信用できればよいのですが，あてにならないことが多いので．

手術室は暑いくらいですね． B先生

 指導医
新生児は体重当たりの体表面積が大きく，また皮下脂肪も薄いのですぐに低体温になります．その際シバリングは起きず，ノルアドレナリンの分泌により褐色脂肪細胞から脂肪酸を動員して熱産成を行います．結果，末梢循環が悪化し代謝性アシドーシスを招きます[1]．低酸素脳症に対する脳保護目的以外では，低体温は避けます．

室温は 26℃で，強制温風式加温装置，ラジアントウォーマーで手術台は暖められています．他に対策は必要でしょうか． A先生

 指導医
これらの加温器は非常に有効ですので十分かも知れません．念のため体幹以外は極力食品用ラップを巻きます．新生時期までは頭部からの熱喪失は非常に大きいので，ここもしっかり覆いましょう．透明なので皮膚の観察も可能です．執刀前の皮膚消毒液，術中の術野からの腹水や洗浄水も注意です．背中に回り込んで体を濡らすと対流により体温を下げるので吸水シートを敷いて予防します．気道からの熱の蒸散も小さくないので必要ならば呼吸回路の加温・加湿も行います．

正解　4

参考文献

1) Jerrold Lerman, Charles J. Coté, David J Steward. 13. 一般および胸・腹部手術の麻酔．宮坂勝之，山下正夫訳．小児麻酔マニュアル．東京：克誠堂出版；2012. p.319-20.
2) 窪田昭男，井村賢治，藤村正哲ほか．周産期センターにおける壊死性腸炎症例の検討．日小外会誌 1992；28；1334-41.
3) 日本小児外科学会学術・先進医療検討委員会．わが国の新生児外科の現状―2013 年新生児

外科全国集計—. 日小外会誌 2015；51：1234-45.
4) 平成 26-27 年度厚生労働科学研究費補助金（難治性疾患克服研究事業）"低出生体重児消化管機能障害の疾患概念確立にむけた疫学調査研究". 極低出生体重児の消化管機能障害診療ガイドライン. 奥山宏臣編. 2016. p.67.
5) 未熟児動脈管開存症診療ガイドライン作成プロジェクトチーム（J-PreP）. 根拠と総意に基づく未熟児動脈管開存症治療ガイドライン. 日未熟児新生児会誌 2010；22：77-89.
6) 関嶋千尋, 蔵谷紀文. 新生児の麻酔—最近のトピックス—. 日臨麻会誌 2014；34：745-9.
7) Dempsey EM. Challenges in Treating Low Blood Pressure in Preterm Infants. Children 2015；2：272-88.
8) Turner NM. Intraoperative hypotension in neonates：when and how should we intervene? Curr Opin Anaesthesiol 2015；28：308-13.
9) Fanaroff JM, Wilson-Costello DE, Newman NS, et al. Treated hypotension is associated with neonatal morbidity and hearing loss in extremely low birth weight infants. Pediatrics 2006；117：1131-5.
10) Si Ra Bang. Neonatal anesthesia：how we manage our most vulnerable patients. Korean J Anethesiol 2015；68：434-41.

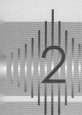

2 肥厚性幽門狭窄症

川名　信

生後20日の男児。38週3日2,850gで出生し，特に問題なく経過していた。4日前から噴水様嘔吐が見られるようになり，近医を受診。肥厚性幽門狭窄症を疑われ，本日入院した。入院時の体重は2,940gで活気がなかった。

問1　正しいものはどれか。2つ選べ。

1. ただちに緊急手術で幽門狭窄を解除する
2. 脱水の評価をする
3. β遮断薬による内科的治療を試みる
4. 嘔吐してもよいので母乳を飲ませる
5. 胃管を挿入して減圧を図る

指導医：A先生，小児病棟に肥厚性幽門狭窄症（hypertrophic pyloric stenosis：PS）の新生児が入院したそうです。手術依頼が来たら先生に麻酔をお願いしようと思っています。PSとはどんな病気か知っていますか？

A先生：はい，新生児から6カ月くらいの乳児，特に男児に多く発症する病気で，幽門輪が肥厚して飲んだミルクが十二指腸に流れなくなるため噴水様嘔吐で気がつかれる病気です。

指導医：そうですね。患者さんが入院したら最初にすることは何ですか？

A先生：病歴聴取です。いつから発症したかが大事だと思います。次に採血してヘマトクリットが上昇していないか，低血糖がないかなどをチェックします。

指導医：うーん。すぐ採血ですか。B先生，なにか意見はありませんか？

B先生：身体所見をとります。

表1 ─ 脱水の程度

臨床症状，所見	軽症	中等症	重症
体重減少	5%	10%	15%
脈拍	正常	頻脈	頻脈，減弱
収縮期血圧	正常	正常，低下	ショック
尿量	減弱	著明に減少	無尿
頬粘膜	やや乾燥	乾燥	著明に乾燥
大泉門	正常	陥凹	著明に陥凹
眼窩	正常	陥凹	著明に陥凹
皮膚ツルゴール	正常	低下	著明に低下
皮膚	正常	冷感	冷感，斑紋状色調，四肢チアノーゼ

(辻　志穂，古田繁行，佐藤英章ほか．初期治療としての輸液療法．小児外科　2014；46：1023-26 より改変引用)

指導医
具体的には何に注目して身体所見をとりますか？

はい，この場合は脱水に注目して身体所見をとります。大泉門の張り，眼窩の窪み，末梢毛細血管の再充満時間（capillary refilling time）や皮膚の張り（ツルゴール）などを見て脱水があるかどうかを判断します。

B先生

指導医
そうですね。PSではまず脱水の程度（表1）を評価して，補正をすることが大事です。体重についても新生児では1日50g程度増加するので，本来なら1,000g増えて3,850gくらいになっているはずです。A先生，先程採血をすると言いましたが，PSに特長的なデータはありますか？

はい，嘔吐によって胃液が体外に出されるのでHClが減少し低クロール性アルカローシスになります。低栄養の場合は血糖も低いです。

A先生

指導医
そうですね。脱水と低クロール性アルカローシスの補正，電解質の補正，栄養補給が重要になります。脱水になるとアルドステロンの分泌が増えて，遠位尿細管でKを排泄してNaを再吸収しようとするので低K血症になります。補液は例えば利尿がつくまでは5％グルコース＋生食を20 mL/kg/hで投与し，利尿がついてからはKCl 20 mEq/Lになるように加えて投与します（表2）[1]。尿中のクロールの値は脱水の補正の指標として有用です。参考文献があるので詳しくはそちらを読んでください[2]。B先生，アルカローシスの補正をしないで麻酔をかけるとどのような問題が生じますか？

表2―肥厚性幽門狭窄の輸液療法

第Ⅰ期（利尿がつくまで）	
輸液速度	20 mL/kg/h
輸液組成	生理食塩水：5%グルコース＝1：1または2：1の混合液
第Ⅱ期（利尿がついたら）	
輸液量	①維持量＋②欠乏量＋③喪失量 　①Holliday-Segarの式により計算する 　②{健常体重（g）-来院時体重（g）}×1/2（mL）（半量補正） 　③胃管より排泄される胃液量（mL）
輸液組成	①＋②生理食塩水：5%ブドウ糖液＝1：2または1：3の混合液 　　＋KCl（K濃度は20 mEq/Lに調整） 　③生理食塩水＋KCl（K濃度は20 mEq/Lに調整）

（辻　志穂, 古田繁行, 佐藤英章ほか. 初期治療としての輸液療法. 小児外科　2014：46：1023-26 より改変引用）

よくわかりません。
B先生

指導医
術後の無呼吸を誘発することがあります。特に術中に過換気にしてしまうと延髄の中枢化学受容器のpHが上昇してしまうので呼吸抑制が起きるので注意が必要です。ところでPSの治療は外科的なものと内科的にものがあることを知っていますか？

はい，アトロピン療法です。アトロピンを内服や静注で投与すると90％近い症例で肥厚性の狭窄が解除されることが報告されていますが，効果が不確実で投与量なども確立していないなどの問題点があります[3]。
A先生

指導医
あと注意が必要なのは脱水が長期に渡ると末梢循環不全が進行してアシドーシスになったり，肝機能障害が起きビリルビンが上昇することがあります。このような状態になってしまった場合にはゆっくり栄養補給と細胞内脱水まで補正するので時間がかかります。

正解　2, 5

● 問 2 小児外科医による脱水と電解質補正が行われ，手術の予定が組まれた。
正しいものはどれか。2 つ選べ。

1. 病棟で補正に使用していた静脈路が漏れたので吸入麻酔薬で麻酔導入後に新たに静脈路を確保する
2. 胃管による胃内容吸引を行う
3. 誤嚥の予防のために覚醒下挿管とする
4. チオペンタールとロクロニウムを同時に投与する
5. 輪状軟骨圧迫は必須である

指導医　手術はどのような手技が知られていますか？

肥厚した幽門輪に割をいれる Ramstedt の手術が有名です。開腹手術の場合は胃管を通して少量の空気を注入して通過を確認しますが，腹腔鏡では難しいです。
B 先生

指導医　A 先生，麻酔の組み立てはどうしますか？

胃液誤嚥の可能性があるので，少量のフェンタニルを投与して覚醒時挿管にしたいと思います。
A 先生

指導医　以前は覚醒時挿管をしなければならないとされていましたが，最近は覚醒時挿管のデメリット，すなわち循環変動や口腔内の損傷が多いことが指摘されて静脈麻酔と筋弛緩薬の導入でよいというように変化しています。覚醒時挿管に比較しても誤嚥のリスクは特に増えないと報告されています[4]。麻酔導入前に仰臥位，左右側臥位，頭低位，頭高位で丁寧に胃内容物を吸引します。麻酔の導入の実際はどうしますか？

ではプロポフォールとロクロニウムで挿管します。
B 先生

指導医　新生児でのプロポフォールの使用は慎重でなければいけません。新生児でプロポフォールを投与して遷延性の低血圧になったという報告があります。日本では麻酔導入に使用する際に年齢制限はありませんが，米国では 3 歳以上，英国では 2 カ月以上となっています[5]。チオペンタールやチアミラールは使用経験も多く安全に使用できます。投与量は分布容積が多いので 4〜6 mg/kg 必要となります。

成人と同様に事前に酸素を投与しておいて，輪状軟骨圧迫のうえ1分後に挿管するという方法でよいですか？
A先生

指導医
暴れる新生児で十分に酸素化するのは難しいですね。また新生児は胸郭の内向き弾性が大きいために機能的残気量が少なく，さらに酸素消費量が多いので換気を休むとすぐに低酸素血症になってしまいます。Modified rapid sequence intubation（修正迅速挿管）という 10 cmH$_2$O 以下の低圧で換気する方法がよいと報告されています。輪状軟骨圧迫は換気や気管挿管が難しくなる一方，効果が期待できないという報告が多いですね。低圧換気で胃に空気を入れないようにして導入してください。

神経ブロックはどうですか？
A先生

指導医
小児のブロックに慣れた施設では超音波エコーガイド下の腹直筋鞘ブロックが行われているようです。

正解　2，4

参考文献

1）辻　志穂，古田繁行，佐藤英章ほか．初期治療としての輸液療法．小児外科　2014；46：1023-26．
2）Khanna A, Kurtzman NA. Metabolic alkalosis. Resp Care 2001；46：354-65.
3）川原央好，田附裕子，曹　英樹ほか．硫酸アトロピン療法（静注）．小児外科　2014；46：1029-32．
4）Kamata M, Cartabuke RS, Tobias JD. Perioperataive care of infants with pyloric stenosis. Pediatric Anesth 2015；25：1193-206.
5）原真理子：小児の全静脈麻酔．川名　信，蔵谷紀文編．エビデンスで読み解く小児麻酔．東京：克誠堂出版；2016，p.142-9．

3 先天性食道閉鎖

宮部 雅幸

在胎40週，前置胎盤のため帝王切開で出生した。出生時体重は2,850 gであった。アプガースコアは9点，10点であったが，出生直後から泡沫様分泌物の流出，チアノーゼ，頻呼吸で，左上肺野にラ音を聴取するため，当院入院となった。白血球数16,000/μL，赤血球数476万/μL，ヘマトクリット値51%であった。胃管を挿入しようとしたところできず，胸腹部単純X線写真で消化管内ガス像が見られた。

問1 食道閉鎖によくみられる徴候はどれか。2つ選べ。

1. 流涎
2. 無気肺
3. 高体温
4. 奇異呼吸
5. ミルク嘔吐

指導医：A先生，小児病棟に食道閉鎖症の新生児が入院したそうです。手術依頼が来たら先生に麻酔をお願いしようと思っています。食道閉鎖症の手術で術前に気をつけなければならないことはありますか？

A先生：はい。誤嚥性肺炎の有無です。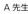

指導医：そうですね。気管食道瘻を通じて唾液や胃液が肺に吸引され，肺炎になっている可能性があります。誤嚥性肺炎が重症で呼吸不全の場合は，術者と検討が必要ですが，手術をして誤嚥の悪化を防ぐという考えもあります。ほかにありますか？

A先生：はい。胃の過膨張の有無を調べます。

指導医：そうですね。気管食道瘻を通じて空気が胃に溜まり，呼吸が抑制される可能性があります[1,2]。ほかに動脈管開存や先天性心奇形の有無をチェックする必要がありますね。術後人工呼吸が必要か考えておく必要があります。それではB先生，食道閉鎖の分類を知っていますか？

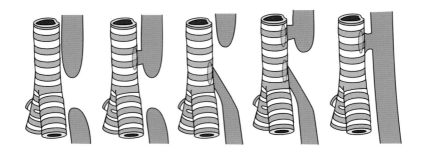

　　　　A型　　　　B型　　　　C型　　　　D型　　　　E型

図1 —Gross 分類

(Knowledge for medical students and physician. https://www.amboss.com/us/knowledge/Esophageal_atresia より一部改変引用)

表1 —Gross 分類

	A	B	C	D	E
近位気管食道瘻	−	+	−	+	+
遠位気管食道瘻	−	−	+	+	

はい。Gross 分類ですね。多いのはC型で，遠位食道に気管食道瘻があって，ネラトンチューブを食道に入れると反転する coil up sign が見られます。他の型はよくわかりません。 B先生

指導医　そうですね。気管食道瘻の有無と位置で Gross A から E までに分類されます。気管食道瘻が無，上，下，上下，一と覚えてください。

え?!　どういうことですか？　聞いたことがありません。 B先生

指導医　そうですね。一般的でないかもしれませんが覚えやすいです。図1と表1を見ると理解しやすいと思います。気管食道瘻の有無と位置に注目しています（図1）。A は気管食道瘻がなく，口側，胃側が両方とも盲端になっています。B は上すなわち近位食道（口側）が気管と瘻孔を作っていて，遠位食道は盲端です。C では下すなわち遠位食道（胃側）が気管と瘻孔を作り，近位側は（口側）は盲端です。D は上下食道とも気管と瘻孔を作り瘻孔は 2 本あります。E は食道閉鎖がなく，食道と気管が 1 本の気管食道瘻で結ばれています。遠位食道が盲端なのが A，B で，遠位食道が気管食道瘻となっているのが C，D です。C，D，E は胃液が気管に逆流する可能性があり，麻酔管理が困難になります。それでは腹部 X 線写真で腹部に胃泡が見られるのはどれですか？

はい。気管と胃が交通している場合，すなわち遠位に気管食道瘻があるC，D，Eですね。

B先生

そうです。一番多いのはC型ですが，次に多いのはどれですか？

指導医

よくわかりません。

B先生

Gross C型が8割程度で一番多く，次がA型で1割程度です。Gross C型の治療はどのようにしますか？

指導医

一期的に食道を繋ぐことができれば再建術を行います。通常胃瘻を作って胃内容を吸引し，胃液が気管に逆流しないようにします。

B先生

正解　1，2

問2 Gross分類C型の食道閉鎖の一期的根治手術が予定された。**誤っているのはどれか。**

1. 根治術前に胃瘻を作る場合局所麻酔で行うことがある
2. 気管挿管前にカテーテルで口腔内上部食道を吸引する
3. 気管挿管後は筋弛緩薬を投与せず自発呼吸で管理する
4. 気管挿管後は左右肺野の呼吸音の差がないか聴診する
5. 気管チューブは先端が声帯を越えたところで固定する

A先生，胃瘻の手術はどうしますか？

指導医

局所麻酔で行うこともありますが，体動があると手術がしにくいので全身麻酔で行うことが多いと思います。気管挿管して陽圧換気で胃内にガスを送り込むと逆流が起きる確率が高くなるので，できるだけ自発呼吸を残して，補助換気が必要な場合は胃が膨らまない程度の圧で換気します。

A先生

指導医: そうですね。よく勉強していますね。3%程度のセボフルランで緩徐導入して気管挿管し自発呼吸下に換気をすると陽圧換気をしなくてすみます。しかし自発呼吸が不十分になることが多いので、そのような場合は胃が膨らまないように注意して補助換気します[1,2]。意識下挿管を勧める先生もいますが、困難な場合は無理しないで、緩徐導入した方がよいと思います。ミダゾラムを0.05〜0.1 mg/kgずつ、フェンタニルを0.5〜1.0 μg/kgずつ静脈内投与して挿管する方法もあります[2]。いずれにしても胃が膨らむような陽圧換気をしないようにします。それでは通常の陽圧換気はいつ始めますか？

A先生: はい。気管チューブが気管食道瘻を越えて気道が確保できた場合は陽圧換気が可能です。また胃瘻が確保できた後であれば脱気できるので、陽圧換気が可能です。

指導医: そうですね。B先生、気管チューブが気管食道瘻を越えたかどうかはどのようにして確認しますか？

B先生: はい。いったんチューブを右主気管支まで挿管した後、左側の音が聴取できるまでゆっくりと引き抜いて固定します。

指導医: そうですね。気管食道瘻は気管の膜様部すなわち後ろ側にありますから、気管チューブを回して、ベベルを身体の前に向けて気管と食道瘻をブロックしやすくするという方法もあります[3]。図2〜4に私が経験した食道閉鎖のファイバー写真を示しました。図2でAが気管、Bが食道ですが見分けがつきません。ファイバーをAに入れたところ図3のように気管分岐部が現れたので気管と判断でき、またBにファイバーを進めたところ図4のように噴門が見られ食道と判断できました。このように盲目的に気管チューブを進めた場合、食道に迷入する可能性があります。実際1/3の症例で食道瘻に迷入したとの報告もあります[2]。気管チューブが確実に気管食道瘻を越えたかどうかはどのようにしたら確認できますか？

B先生: はい。気管支ファイバーで確かめます。

指導医: そうですね。今回示したように2.5 mm程度の細径気管支ファイバースコープで気管分岐部気管食道瘻を確認して気管チューブの位置を決定する方法が確実です。カフ付きの気管チューブを選び、カフで気管食道瘻を塞ぐ方法が報告されていますが、やはり気管分岐部と気管食道瘻の距離によって対策を考える必要があります。例えば気管食道瘻が気管分岐部近くにあって、かつ大きい場合は気管と食道を分離することが不可能になります。そのような場合はどうしますか？

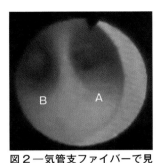
図2—気管支ファイバーで見た気管と気管食道瘻
Aが気管で，Bが気管食道瘻。

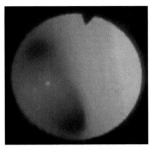
図3
図2のAの方向にファイバーを進めると気管分岐部が見えた。

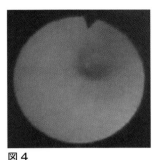
図4
図2のBの方向へファイバーを進めると噴門に到達した。

えー困りましたね。片肺挿管でしょうか。
B先生

指導医
そうですね。酸素化を保つことができれば手術する胸腔と反対の片肺挿管という方法も考えられます[4]。また操作が複雑ですが，まずフォガティーのバルーンカテーテルを気管内に入れます。気管挿管し，その後ファイバースコープ下にフォガティーバルーンカテーテルを気管食道瘻に入れてブロックする方法もあります[2]。術中気管チューブが気管食道瘻に迷入し換気ができなくなったという症例報告もありますので[5]，気管食道瘻の結紮までは細心の注意が必要です。

指導医
A先生，術後管理はどうしますか？

肺合併症がなく，自発呼吸が十分あれば抜管しますが，食道欠損の距離が長く，安静を保ちたい症例では1週間程度人工呼吸しているようです。

A先生

指導医
そうですね。状況に応じてICU管理，人工呼吸管理が必要な場合もありますね。

正解　5

参考文献
1) 福岡市立こども病院・感染症センター編．よくわかる　こどもの麻酔．大阪：永井書店；2005, p.74-7.
2) 香川哲郎．食道閉鎖/気管食道瘻の麻酔．日臨麻会誌 2017；37：498-504.

3) Taneja B, Saxena KN. Endtracheal intubation in a neonate with esophageal atresia and tracheal-esophageal fistula : pitfalls and techniques. J Noenat Sur 2014 ; 3 : 18-22.
4) Hammer GB, Fitzmaurice BG, Brodsky JB. Methods for single-lung ventilation in pediatric patients. Anesth Analg 1999 ; 89 : 1426-9.
5) Alabbad SI, Shaw K, Puligandla PS, et al. The pitfalls of endotracheal intubation beyond the fistula in babies with type C esophageal atresia. Semin Pediatr Surg 2009 ; 18 : 116-8.

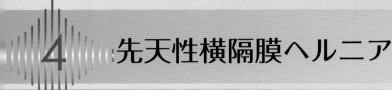

4 先天性横隔膜ヘルニア

名和 由布子

在胎38週2日，2,650 gで出生した男児。出生前に左横隔膜ヘルニア（congenital diaphragmatic hernia：CDH）を指摘されていた。心奇形は合併していない。肝臓は腹腔内に確認され，肺胸郭比（LT比）は0.34であった。出生後ただちに気管挿管され高頻度振動換気法（high frequency oscillation：HFO）による人工呼吸が開始された。NICUでは一酸化窒素（NO）20 ppm，F_{IO_2} 1.0で管理されていた。日齢2には右手のS_{pO_2}（r-S_{pO_2}）が92%，下肢のS_{pO_2}（l-S_{pO_2}）は85%であったが，日齢3にはr-S_{pO_2}が95%（F_{IO_2} 0.5），l-S_{pO_2} 93%となった。右手の非観血的動脈圧は55/45 mmHg，心拍数は155回/分であった。

問1 CDHについて正しいのはどれか。

1. 発生頻度は1/1万出生数である
2. ヘルニアの発症頻度は右に多い
3. 新生児例で出生前診断は難しい
4. 肝臓が陥入すると重症度が高い
5. 出生したらただちに手術を行う

指導医

CDHの発生頻度は2,000〜5,000出生数に対して1例くらいで，治療を行う施設は限られているので，今回の症例は貴重な経験になりますね。事前に学んできたことはありますか？

CDHは発生異常による横隔膜の欠損孔から腹腔内臓器が胸腔内に脱出している疾患です。表1のように分類され，頻度が高く臨床的に問題になるのはBochdalek孔ヘルニアです。80%以上が左側に発症します。胎児期に発症したり，生後24時間以内に発症する症例が大多数ですが，成人になって発症する場合もあり，重症度や症状はさまざまのようです。

A先生

指導医

そうですね。横隔膜は胎生8週くらいから発生します。横隔膜の欠損孔の大きさも重要ですが，早期からの臓器圧迫や圧迫の程度が強いと胸腔内臓器の低形成が高度になり，病気の重症度が高くなります。心奇形や染色体異常など合併奇形の有無についても確認が必要です。

表1―先天性横隔膜ヘルニアの分類

分類	発生部位
胸腹裂孔（Bochdalek孔）	横隔膜後外側　左＞右
傍胸骨裂孔（Morgani孔）	前縦隔
食道裂孔ヘルニア	食道裂孔

表2―CDHの予測重症度

分類	計測装置	重症度	予後
肺胸郭比 lung to thorax transverse area ratio：LTR	胎児超音波 健側肺と胸郭の面積比	軽症群（A-1群）：0.18≦健側肺のLT比のもの 中等群（A-2群）：0.13≦健側肺のLT比＜0.18のもの 重症群（B群）：0.08≦健側肺のLT比＜0.13　または健側肺のLT比が0.08未満でも肝臓が嵌入していないもの 最重症群（C群）：健側肺のLT比が0.08未満でかつ肝臓の一部が胸腔内に嵌入しているもの	長期生存 LTR＞＝0.08：90% LTR＜0.08：50%
肺頭囲比 lung area to head circumference ratio：LHR (observed/expected LHR：o/e LHR)	胎児超音波 健側肺と頭囲の面積比 （妊娠週数により増加するため在胎週数で標準化）	軽症：＞35% 中等症：25-30% 重症：15-20% 最重症：＜15%	生存率 LHR＞45%：89% LHR 26-45%：66% LHR＜25%：18%
北野の肝胃重症度分類*		Group I：Liver Upなし（軽症） Group II：Liver Upあり 　　胃の陥入 Grade 0-2（中等症） Group III：Liver Upあり 　　胃の陥入 Grade 3（重症）	生存退院 Group I：87.0% Group II：47.4% Group III：9.5%

＊胸腔の高さの1/3以上肝臓が嵌入した場合をLiver Upと定義する。
胃の陥入の程度：Grade 0：胃は腹腔内に留まる。Grade 1：胃は胸腔内だが右胸腔内には入らない。Grade 2：胃は右胸腔内に入るが1/2未満。Grade 3：胃の1/2以上が右胸腔内。

近年では新生児例の70%程度が胎児超音波検査などで胎児診断されるようです[1]。出生後にチアノーゼや呼吸障害で判明する場合もあり、乳児期以降では消化管通過障害の症状を呈することもあるようです。

B先生

指導医
疾患の重症度の予測についてはどうでしょう？

予測重症度の指標は胎児超音波[2,3]やMRI[4]により評価され，臓器の位置[5]などにより，重症度が予測されます（表2）。

A先生

そうですね．今回の症例は正期産で，肺胸郭比が0.34，肝臓が腹腔内に確認されているので軽症群と考えてよいと思います．合併奇形の有無も予後に影響します[6]．

指導医

ところで出生後すぐに手術を行っていませんが，どうしてですか？

B先生

出生後の初期管理が重要で，新生児遷延性肺高血圧症（persistent pulmonary hypertension in the newborn：PPHN）に対する呼吸および循環管理が行われます．出生前に診断されている症例ではカンファランスをして治療方針を確認しておくことが大切です．

指導医

先ほど調べたら国内では2016年に発表された「新生児先天性横隔膜ヘルニア診療ガイドライン」[7]というのがありました．海外でもEURO CDH Consortium[8]や米国小児外科学会のガイドライン[9]も見つかりました．

B先生

手術のタイミングはどのように述べられていましたか？

指導医

根治手術は出生直後ではなく，PPHNの改善を待って待機的に行うpreoperative stabilizationが一般的となっています．術式は経腹的に欠損孔の大きさにより直接閉鎖または人工物を用いた閉鎖が行われることが多いですが，施設により内視鏡による手術も行われています[10]．

B先生

近年では重症例に対して胎児の気管内に一定期間バルーンを留置する胎児鏡下気管閉塞術（fetoscopic endoluminal tracheal occlusion：FETO）という胎児治療[11]も試みられているようです．

指導医

正解　4

問2 PPHNについて誤っているのはどれか。

1. もともと新生児期は肺血管抵抗が高い
2. 動脈管や卵円孔で右左シャントとなる
3. 低酸素血症は肺血管抵抗を増加させる
4. 動脈管の前後でSp_{O_2}をモニターする
5. 一酸化窒素吸入の治療法は禁忌である

指導医: CDHの管理ではPPHNについて知っておく必要がありますね。

A先生: 正常な新生児の肺血管抵抗は出生後急激に低下し2, 3カ月かけて成人と同じレベルになります。しかしCDHでは肺の低形成に伴う肺血管床が減少, 肺動脈自体の壁肥厚, さらに出生後の換気不全による低酸素血症や肺動脈攣縮も相まって肺血管抵抗が下がらずPPHNを来しやすいようです。その結果, 動脈管や卵円孔を介した右左シャントとなり, 低酸素がさらにPPHNの病態を悪化させると書いてありました。

指導医: ではPPHNの増悪因子およびモニタリングについてはどうですか？

B先生: 増悪因子はアシドーシス, 低酸素血症, 低体温などです。肺血管抵抗が下がると動脈管を介した右左シャントが減って右上肢と下肢のSp_{O_2}の差が縮まります。心エコーで動脈管や卵円孔のシャントの方向を評価するのも同様の意味だと思います。

指導医: 以前はPPHNの誘発因子を回避することに主眼が置かれていたようですが, PPHNの管理について知っていることはありますか？

A先生: NO吸入療法によって肺血管抵抗を直接かつ選択的に低下させ, 右室の後負荷を軽減させることが重要だと思います。

指導医: 注意しなければならないのはPPHNの状態で動脈管が閉鎖すると右室の後負荷上昇による右心不全と左室からの心拍出量低下による左心不全が進行します。そのような場合にはプロスタグランジンE_1で動脈管の開存を維持し, 右心不全の管理をしながら心拍出量を維持させることが重要です。

指導医: ところでNO吸入療法で気をつけることはありますか？

メトヘモグロビン血症に気をつけ，2％以内で管理します。頭蓋内出血や肺出血などの合併症にも注意が必要です。

 メトヘモグロビンは非機能的ヘモグロビンでSpO_2が84％に収束するため測定値に影響することも知っておくといいですね。NO 吸入療法以外には何かありますか？

PH に対して血管拡張薬が考慮されますが，体血圧も低下する可能性があるため，相対的な PH に注意が必要です。

正解 5

問3 CDH の周術期管理について正しいのはどれか。

1. 肺を保護するために自発呼吸を温存する
2. 肺血管抵抗を下げるために過換気にする
3. 呼吸管理は gentle ventilation で行う
4. 可能な限り ECMO 管理するのが望ましい
5. 出生後に発症した症例は生命予後が悪い

 CDH の周術期管理について確認してみましょう。今回の症例は出生直後ただちに気管挿管されています。

生後，消化管内に空気が流入しないようにするため，出生後すぐに気管挿管し，鎮静および筋弛緩で不動化し人工呼吸管理にします。SpO_2は pre-ductal で 85～95％，post-ductal で＞70％を指標とします。可能であれば PPHN の改善を待って待機的に手術になります。安定化の指標もありますが[8]，待機期間や最適な手術時期の基準を明確にするのは困難なようです。今回の症例は F_{IO_2}は0.5で管理され，PPHN は落ち着いてきたようですが血圧は低めで，手術のタイミングを検討する必要がありますね。

 CDH の呼吸管理のポイントは何でしょう？

近年では肺保護を考慮した"gentle ventilation"の概念が導入されています。なるべく圧をかけず高二酸化炭素血症容認（permissive hypercapnia），低酸素血症容認（permissive hypoxia）で管理します。 A先生

 指導医 近年は否定的な報告も出ていますが[12]，わが国では平均気道内圧を下げることができるHFOを用いた呼吸管理が行われることが多く，本症例もHFO管理になっています。麻酔管理のポイントは何でしょう？

術前状態を把握し，必要であれば人工呼吸器を持ち込んでgentle ventilationを継続し，PPHNの増悪を来さないよう呼吸や循環管理をします。基本的には吸入麻酔薬は使用できないため，ミダゾラムと麻薬を用いて十分な麻酔深度および筋弛緩を維持します。手術操作および胸腔に陥入していた臓器が腹腔内に整復されることによる横隔膜の挙上による呼吸・循環の変動に注意しながら管理する必要があります。胸腔鏡や腹腔鏡手術では高二酸化炭素血症による肺高血圧の悪化に注意する必要があります。 B先生

今回は導入されていませんが，状態が悪化した場合，体外式膜型人工肺（extracorporeal membrane oxygenation：ECMO）は適応になるのでしょうか？ B先生

 指導医 ECMOは呼吸障害の強い症例やPPHN増悪時に低酸素血症の回避や呼吸条件の緩和に有用で，重症度の高い症例で選択されることもあるようですが，長期的予後の推測が困難でもあり，導入の基準や継続期間の基準の確立は難しいようです。

正解　3

参考文献

1) Nagata K, Usui N, Kanamori Y, et al. The current profile and outcome of congenital diaphragmatic hernia：a nationwide survey in Japan. J Pediatr Surg 2013；48：738-44.
2) Hasegawa T, Kamata S, Imura K, et al. Use of lung-thorax transverse area ratio in the antenatal evaluation of lung hypoplasia in congenital diaphragmatic hernia. J Clin Ultrasound 1990；18：705-9.
3) Usui N, Okuyama H, Kanamori Y, et al. The lung to thorax transverse area ratio has a linear correlation with the observed to expected lung area to head circumference ratio in fetuses with congenital diaphragmatic hernias. J Pediatr Surg 2014；49：1191-6.

4）Hattori T, Hayakawa M, Ito M, et al. The relationship between three signs of fetal magnetic resonance imaging and severity of congenital diaphragmatic hernia. J Perinatol 2017；37：265-9.
5）Kitano Y, Okuyama H, Saito M, et al. Re-evaluation of stomach position as a simple prognostic factor in fetal left congenital diaphragmatic hernia：a multicenter survey in Japan. Ultrasound Obstet Gynecol 2011；37：277-82.
6）Bojanić K, Pritišanac E, Luetić T, et al. Malformations associated with congenital diaphragmatic hernia：Impact on survival. J Pediatr Surg 2015；50：1817-22.
7）新生児先天性横隔膜ヘルニア（CDH）診療ガイドライン
https://www.mch.pref.osaka.jp/hospital/department/shounigeka/cdh.html
8）Snoek KG, Reiss IK, Greenough A, et al. Standardized Postnatal Management of Infants with Congenital Diaphragmatic Hernia in Europe：The CDH EURO Consortium Consensus-2015 Update. Neonatology 2016；110：66-74.
9）Puligandla PS, Grabowski J, Austin M, et al. Management of congenital diaphragmatic hernia：A systematic review from the APSA outcomes and evidence based practice committee. J Pediatr Surg 2015；50：1958-70.
10）Okazaki T, Nishimura K, Takahashi T, et al. Indications for thoracoscopic repair of congenital diaphragmatic hernia in neonates. Pediatr Surg Int 2011；27：35-8.
11）Van der Veeken L, Russo FM, De Catte L, et al. Fetoscopic endoluminal tracheal occlusion and reestablishment of fetal airways for congenital diaphragmatic hernia. Gynecol Surg 2018；15：1041-9.
12）Snoek KG, Capolupo I, van Rosmalen J, et al. Conventional, Mechanical ventilation versus high-frequency oscillatory ventilation for congenital diaphragmatic hernia：a randomized clinical trial（The VICI-trial）. Ann Surg 2016；263：867-74.

5 漏斗胸

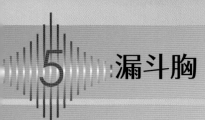

廣瀬 徹也・香川 哲郎

13歳の女子，身長152 cm，41 kg，漏斗胸に対し，胸腔鏡補助下胸骨挙上術（Nuss法）が予定された。%肺活量（VC）60%，1秒率70%で混合性肺障害があり，気道感染を繰り返していた。

問1 本症例について正しいものはどれか。2つ選べ。

1. 僧帽弁逸脱を合併している可能性がある
2. 肋軟骨の過成長が唯一の原因である
3. 患者の年齢とともに進行する
4. まれな疾患であり，女児に多い
5. 気道感染の繰り返しは漏斗胸とは関係がない

指導医：A先生とB先生ですね。早速ですがA先生，本症例について調べていますか？

A先生：はい。13歳の女子，152 cm，41 kg。小児外科の患者さんで，漏斗胸に対して胸腔鏡補助下胸骨挙上術（Nuss法）が予定されています。

指導医：何か特異的所見はありますか？

A先生：術前の呼吸機能検査で%VC60%，1秒率70%の混合性肺障害があり，気道感染を繰り返しています。そのほかの合併症はないようです。
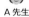

指導医：軽症例では呼吸機能は正常ですが，胸郭の変形に伴い拘束性障害が進行し肺活量と総肺容量が減少，重症例では換気血流不均衡を伴います[1]。

B先生：この患者さんの気道感染の繰り返しは漏斗胸の影響でしょうか？

指導医：そうですね，漏斗胸の患者さんは気道圧迫により感染しやすかったり，喘息様症状を認めることがあります[2]。この患者さんの場合にも当てはまるかもしれませんね。B先生，漏斗胸とはどんな疾患か説明できますか？

漏斗胸は肋軟骨が成長しすぎて起こる胸骨が背側へ偏位する胸郭の変形疾患です。胸郭がすり鉢状にへこむので，漏斗胸と呼ばれています。胸郭の変形疾患には前方に突出した鳩胸奇形もありますが，これも胸骨，肋骨，肋軟骨の先天性の異常です。これらの奇形は通常は出生時には目立ちませんが，年齢とともに進行します[1]。頻度は約1,000人に1人，男児に多いようです[3]。

B先生

指導医
そうですね。漏斗胸は先天性のものだけでなく，上気道閉塞や気管支喘息などの慢性的な呼吸障害に伴って後天性に生じることもあります[2]。漏斗胸の手術適応は知っていますか？

わかりません。
A先生

症状が強いことでしょうか？

B先生

指導医
そうですね。漏斗胸の手術適応はいくつかあって，症状はそのひとつです。喘息様発作や労作時呼吸困難などの呼吸器症状があり，陥没の程度が強ければ手術適応となります。客観的指標としてCT index(注)があり，3.2以上が手術適応とされています[4]。症状がなくても，思春期となった患者が自ら希望した場合には，胸郭の整容目的での手術となる可能性もあります。

確かに，CTの画像を見ると胸郭が大きく変形していて，心臓がすごく圧迫されているように見えました。呼吸機能だけでなく，心機能も心配です。

A先生

指導医
よいところに気がつきましたね。術前評価として，胸郭の変形による心肺への影響と上気道閉塞の有無を確認する必要があります。肺容量の低下や換気血流不均衡の可能性もあるため，術前に病棟でSpO$_2$測定などを行って評価するのもよいと思います。心電図，心臓超音波検査による心機能や形態異常なども確認しておくとよいでしょう[2]。

漏斗胸などの胸郭奇形のある患者さんでは，呼吸機能だけでなく，心機能についての検査も必要になりますね。

A先生

指導医
そうです。場合によって心臓は左に偏位し圧排され，不整脈，心電図では右軸偏位，機能的心雑音と心拍出量の減少を誘発します[1]。

注）CT index：CT画像で，最陥没部の〔胸腔の左右長〕/〔胸骨正中後面と椎骨前面との胸腔前後長〕の計算値

B先生: 胸郭奇形のある患者さんの，心臓超音波検査で分かる心機能の異常としては，具体的にどのようなものがあるのでしょうか？

指導医: 胸郭奇形の患者さんでは，僧帽弁逸脱の発生が増加します[1]。心臓超音波検査は僧帽弁逸脱の存在を確認するために今日では一般的です。

B先生: 漏斗胸の患者さんの術前評価で，それ以外に注意点はありますか？

指導医: 左房圧の上昇による左房拡大により左気管支狭窄を来すことがあるので，造影CTなどによって左気管支と左房との関係もチェックしておくとよいでしょう[5]。

A先生: はい。そういう視点でもう一度この患者さんのCT画像を確認します。これから病棟に行って術前指示を出しますが，この患者さんは呼吸機能が低下しているので，前投薬はなしでもよいでしょうか？

指導医: 確かに呼吸機能は軽度低下していますが，明らかな上気道閉塞症状はなさそうなので，前投薬は構わないと思いますよ。ただし，術前に上気道閉塞や扁桃肥大を認める患者さんの場合には，耳鼻科にコンサルトして，夜間のSpO$_2$を測定しておくのがよいでしょう[2]。

A先生: わかりました。夜間SpO$_2$測定の指示を出します。前投薬については，患者さんは13歳なので本人と相談して決めようと思います。

正解　1，3

● 問2 漏斗胸の手術法のひとつである Nuss 法について正しいものはどれか。2つ選べ。

1. 手術中は分離肺換気が必要である
2. 観血的動脈圧モニターは必要ない
3. 術後には蘇生処置が困難となる
4. 合併症として気胸と無気肺がある
5. 手術中剝離による出血量が多い

これまでの情報を踏まえて，麻酔計画を立てましょう。B 先生が主に麻酔を担当してください。A 先生は B 先生を手伝ってください。

はい。
A 先生

はい。
B 先生

漏斗胸の術式は大きく分けて2つあります。胸骨挙上術（Ravitch 法）もしくは胸腔鏡補助下の胸骨挙上術（Nuss 法）が行われています[6]。まず Ravitch 法について A 先生，説明できますか？

古典的な外科的修復法です。胸膜外の胸骨と肋骨の間にある軟骨の切除と肋骨の授動術からなります。一般的に重症な症例に適用されます[1]。合併症として，肋軟骨剝離時に気胸となる可能性があります。
A 先生

次に Nuss 法について B 先生，勉強しましたか？

変形している肋骨，肋軟骨，胸骨には直接骨切りを加えず，Nuss bar と呼ばれるステンレス製またはチタン製の金属プレートを胸骨後面に挿入し，陥凹している胸骨を持ち上げ形態の修正を行います[2]。具体的には，直視下あるいは胸腔鏡を用いて縦隔を横断するトンネルを作成し，あらかじめ曲げられた bar を胸骨下に，凸側を下にして通します。この bar はその後，胸骨を持ち上げるように 180 度回転されます[1]。
B 先生

指導医：そのとおりです。Nuss法の利点は手技が簡便で手術時間も短く，従来法に比べると胸郭の成長障害が起こりにくく，従来法では挙上しきれない縦長の陥凹の矯正ができることです[2]。切開創が小さく出血量が少ないことなども利点です[7]。

A先生：いいことばかりですね。切開創が小さいから，痛みも少ないのでしょうか？

指導医：そう思うでしょう？ ところが術後痛は強く，十分な術後鎮痛が必須です。低侵襲とされていますが，鎮痛薬を必要とする期間はむしろ長いと言われています。

A先生：低侵襲手術なのに痛みが激しい，というのは意外でした。

指導医：それだけではないですよ。胸骨裏面の剥離時に心臓圧迫により血圧低下や不整脈を来しやすいです。手技による合併症として，気胸，皮下気腫，無気肺，心膜液貯留，胸膜液貯留，創感染，barによる皮膚の炎症，心臓穿孔，横隔膜穿孔，動揺胸郭などが報告されています[2]。また蘇生が必要となった場合に有効な胸骨圧迫は通常よりも困難で，また電気的除細動もパドルを胸郭の前後に当てないと有効に行えない可能性があります。

A先生：たくさんのリスクがありますね。

指導医：そうですね。今回の術式はNuss法ですが，具体的な麻酔計画はどうしますか？

B先生：麻酔方法は胸部硬膜外麻酔併用の全身麻酔で行います。術中は基本的なモニタリングに加えて観血的動脈圧，気道内圧などをみます。ライン類は静脈ライン2本を確保します。

指導医：それでよいです。心血管病変がある場合には中心静脈圧もモニターした方がよいですが，今回は必要ないでしょう。

A先生：胸腔鏡を使用するということは，分離肺換気が必要ですか？
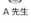

指導医：換気の工夫によって必ずしも分離肺換気にする必要はありません[5]。術者とも相談して，最終決定しましょう。分離肺換気を術者が希望する場合はダブルルーメンチューブや気管支ファイバーなどが必要となります。

わかりました。
B先生

指導医
麻酔導入の流れと使用器具など，B先生のプランを述べてください。

患者さんが入室したら，静脈路を確保します。酸素5 L/分で前酸素化を行い，チオペンタール5 mg/kg，フェンタニル2 μg/kgで急速導入。ロクロニウム 0.6 mg/kg を投与後，ビデオ喉頭鏡（McGRATH™MAC，サイズ3）を使用して喉頭展開，カフ付きチューブ内径6.0 mmで気道確保します。

B先生

指導医
なるほど，最初からビデオ喉頭鏡を用いることをルーチンとしているのならそれでよいでしょう。麻酔維持は？

若年女性で術後悪心・嘔吐のリスクは高めですので，術中の麻酔維持はプロポフォールとレミフェンタニルを用いた全静脈麻酔で行います。

B先生

正解　3，4

問3 漏斗胸に対する術後鎮痛について正しいものはどれか。2つ選べ。

1. 小児においても硬膜外は覚醒下に行う
2. 事前に超音波で硬膜外までの深さを計測する
3. 各種鎮痛薬の併用は，副作用の可能性を高める
4. 硬膜外腔の確認は，空気を用いた抵抗消失法で行う
5. 術後の疼痛は激烈であり，数週間続く場合がある

指導医
術後鎮痛について考えましょう。Nuss手術は術後疼痛が激しく長く続くため，術後の疼痛管理はこの手術の最大の問題点です[5]。

胸部硬膜外は漏斗胸術後疼痛管理の方法として91％の施設で利用されているという報告もあります[1]し，必ず成功させないといけないですよね。

B先生

指導医
まあそう気負わずに。A先生，小児の硬膜外の注意点はわかりますか？

注意点は全身麻酔下で施行することでしょうか。

A先生

指導医：そうですね。覚醒下で硬膜外カテーテル挿入が可能な小児もいますが、多くの小児は硬膜外挿入手技に協力的ではなく、全身麻酔導入後に挿入します[1]。この児は13歳なので本人の同意があれば覚醒下で穿刺、それがだめなら全身麻酔下で穿刺しましょう。ただし全身麻酔中の硬膜外穿刺による合併症も報告されています[8]から慎重に行う必要があります。

B先生：わかりました。できれば覚醒下で穿刺したいです。

指導医：B先生の硬膜外のプランを教えてください。

B先生：小児用の18G硬膜外針を用いて、barの位置に合わせた胸椎レベルから正中法で穿刺します。深さの目安として計算上で一番浅い予測長の半分穿刺してから、生理食塩水を用いた抵抗消失法で進めます[9]。硬膜外腔に到達したらカテーテルを挿入します。

指導医：最近では、超音波やCTで硬膜外腔までの深さを見ておくことが推奨されています[9]。また、小児は安静が保ちにくく、術後にカテーテルが体動などで抜けてくる場合や、カテーテル周囲から注入した薬液が漏れてくる場合があります。カテーテルは、皮下トンネルを作成しその中を通したり、糸で固定したりする方法もあります。

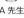
A先生：小児では注意する点、大人とは異なる点がたくさんありますね。

指導医：そのとおりです。硬膜外カテーテルはどれくらいの期間留置しますか？

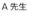
A先生：7日間ぐらいでしょうか？

指導医：そうですね。当施設ではRavitch法で2日間程度、Nuss法は疼痛が強く長く持続するため4〜7日間程度留置しています[2]。もし硬膜外カテーテルを留置できなかった場合は、どうしましょうか？

B先生：フェンタニル持続静注もしくは自己調節鎮痛（intravenous patient-controlled analgesia：iv-PCA）を行います。この子は中学生なのでiv-PCAでよいと思います。

指導医：それでよいですが、必要に応じてアセトアミノフェンや非ステロイド性抗炎症薬の定期投与を行い、さらに疼痛増強時に追加投与できるようにしておくとよいでしょう。

A 先生

いわゆる"multimodal analgesia"[3)]ですね？

指導医

よく勉強していますね。ひとつの鎮痛方法のみに頼らず異なった作用機序の各種鎮痛薬を併用すると効果も高く，単剤多量使用よりも副作用は少ないと言われています。

ところで硬膜外とiv-PCAとでは，術後の疼痛管理においてどちらが優れているでしょうか？

B 先生

指導医

漏斗胸の術後疼痛管理について硬膜外とiv-PCAとを直接的に比較した複数の報告を見てみると，平均ペインスコアについては硬膜外優位とするもの，両者同等とするものが半々です。合併症については有意差なしという報告が多いです[10)]。

リスクを冒して硬膜外カテーテルを入れても，圧倒的な優位性があるわけではないのですね。

A 先生

指導医

そうとも言えますね。iv-PCAにおける最大の危険性は呼吸抑制，硬膜外においては神経損傷です[10)]。

つまり硬膜外を行う麻酔科医の技量や術後管理の体制によっても，鎮痛法を変える必要がありますね。

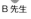
B 先生

指導医

そうですね。ペインスコアも術後悪心・嘔吐については硬膜外が優位という報告もあります[5)]。患児は術後悪心・嘔吐ハイリスクである年長女児であることも考慮して，今回は硬膜外を選択しましょう。

わかりました。もし硬膜外を行う場合，私は全身麻酔下での穿刺の経験がないので，先生にお願いしてもよいでしょうか？

B 先生

指導医

いいですよ。

では，ご本人やご家族にそれぞれの鎮痛法の長所・短所を説明して，どちらを希望するかを聞いてみます。

B 先生

正解　2，5

参考文献

1) Gregory BH. 29. Anesthesia for Thoracic Surgery. Peter JD, Franklyn PC. Smith's Anesthesia for Infants and Children. 9th Edition. Philadelphia：ELSEVIER；2017. p.773-7.
2) 鈴木　毅．Ⅳ．手術別，各科別の小児麻酔　3．開胸手術の麻酔．香川哲郎，鈴木　毅．臨床小児麻酔ハンドブック．改定第3版．東京：診断と治療社；2013．p.194-6.
3) Janice YM, Harshad GG, Scot RD, et al. A retrospective comparison of thoracic epidural infusion and multimodal analgesia protocol for pain management following the minimally invasive repair of pectus excavatum. Paediatr Anaesth 2017；27：1227-34.
4) Haller JA Jr, Kramer SS, Lietman SA. Use of CT scans in selection of patients for pectus excavatum surgery：a preliminary report. J Pediatr Surg 1987；22：904-6.
5) 堀本　洋．症例検討　漏斗胸手術（Nuss法）の麻酔　Marfan症候群で気管支狭窄を生じた症例：術前から術後を考えて持続硬膜外ブロック併用の全身麻酔を．LiSA 2004；11：930-3.
6) Nuss D, Kelly RE Jr, Croitoru DP, et al. A 10-year review of a minimally invasive technique for the correction of pectus excavatum. J Pediatr Surg 1998；33：545-52.
7) Andrea MS, Darena DT, Thomasena EC, et al. Epidural analgesia versus intravenous patient-controlled analgesia following minimally invasive pectus excavatum repair：a systematic review and meta-analysis. J Pediatr Surg 2014；49：798-806.
8) 狩谷伸享，井上由香，南和香葉ほか．小児漏斗胸手術の腰部硬膜外モルヒネを用いた術後鎮痛．麻酔 2005；54：496-9.
9) Belen DJM, Luc T, Steve R. 43. Pediatric Epidural and Spinal Anesthesia & Analgesia. Admir H. Hadzic's textbook of regional anesthesia and acute pain management. Second Edition. New York：MacGraw-Hill Education；2017. p.807-28.
10) Shawn DSP, Kathryn AW, Eric EW, et al. Epidural vs patient-controlled analgesia for postoperative pain after pectus excavatum repair：a prospective, randomized trial. J Pediatr Surg 2012；47：148-53.

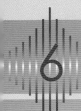

先天性嚢胞性腺腫様奇形

宮澤 典子

1歳10カ月の男児。身長82 cm, 体重11 kg。1年以内に3回肺炎を繰り返したため胸部CTを撮影したところ, 嚢胞性病変があり手術となった。右肺野に湿性ラ音を聴取した。白血球数6,900/μL, C反応性蛋白（CRP）0.02 mg/dLであった。その他の血液一般検査や生化学検査に異常はなかった。胸部CTで右肺下葉S6を中心に多発する嚢胞を認めた。外科からは内視鏡手術を予定しているので分離肺換気をしてほしいと依頼された。

問1 先天性嚢胞性腺腫様奇形（congenital cystic adenomatoid malformation：CCAM）について正しいのはどれか。2つ選べ。

1. Stockerの分類I型が70％を占める
2. 胎児エコーで出生前診断例は少ない
3. 妊娠中に羊水過多となる症例は少ない
4. 新生児遷延性肺高血圧の可能性がある
5. 良性疾患で悪性疾患を伴うことはない

指導医: CCAMの手術申し込みがありました。術前カンファランスに一緒に参加しましょう。CCAMの鑑別診断と病態の特徴をあげてください。

A先生: 肺葉内分画症, 横隔膜ヘルニア, 気管支閉鎖症などです。
CCAMは肺の一部が嚢胞状になる先天性嚢胞性疾患のひとつです。嚢胞の大きさによって胎児期や出生直後から症状が出現することもあります。

指導医: 胎児エコーで胸腔内嚢胞性占拠病変や縦隔偏位を認めると, 先天性嚢胞性疾患を疑います。CCAMと他の先天性嚢胞性疾患を鑑別するには, 胎児MRI検査, 出生後の造影CT検査などがありますが, 診断困難なことも少なくありません[1]。

B先生: 胎児診断された場合はどうしますか？

指導医　嚢胞が大きいと胎児期から症状を呈し，胎児手術が行われることもあります。胎児水腫や羊水過多になることがあります。

A先生　CCAMではなぜ胎児水腫になるのですか？

指導医　CCAMは胎児肺腫瘤病変の中でも，もっとも高頻度に胎児水腫を併発します。大きな嚢胞が心臓や下大静脈を圧迫するため，また羊水の産生と排出の不均衡が関係していると説明されています[2]。胎児水腫を合併すると95％が出生前後に死亡します[3]。

A先生　そんなに死亡率が高いのですね。なにか助ける手段はないのですか？

指導医　胎児手術は嚢胞穿刺や嚢胞羊水腔シャント術を行いますが，残念ながら本邦でこの手術が可能な施設は限られています。胎児水腫高リスク群で嚢胞が小さい場合は母体経由でステロイドの投与を行います。30週ぐらいをピークに嚢胞が次第に小さくなることもあります。胎児手術に積極的な国では，妊娠32週以前なら子宮内手術による嚢胞切除，以降なら分娩時胎盤循環維持下治療（ex-utero intrapartum treatment：EXIT）が推奨されています[2]。
また，嚢胞が食道を圧迫して嚥下障害を起こすと羊水過多になります[2]。
ではB先生，新生児期の症状について知っていることはありますか？

B先生　頻呼吸，陥没呼吸，チアノーゼなどの呼吸障害を認めることがあります。嚢胞が小さいと出生時に症状はほとんどありません。

指導医　そうですね。出生前診断された10％の新生児で，出生直後に呼吸器症状があり，緊急手術が必要になります[1]。一般には肺葉切除が行われます。胎児期に正常肺が圧迫されて肺低形成を来すと，新生児遷延性肺高血圧症（persistent pulmonary hypertension of the newborn：PPHN）の原因となります[1]（コラム1）。気管挿管してサーファクタントの投与，NOの吸入などが必要になります。重症の横隔膜ヘルニアと同じですね。

A先生　症状がなければしばらく観察でよいのですか？

指導医　無症状でも感染や悪性化の可能性があるため，確定診断後1歳ぐらいまでに肺葉切除を行います[4]。幼児期以降に繰り返す肺炎，肺化膿症，また偶然撮影したX線写真やCT撮影で見つかることもあります。
CCAMの分類について調べましたか？

コラム1
新生児遷延性肺高血圧症（PPHN）

　出生後，胎盤循環が途絶すると児の体循環系血管抵抗が急速に高まる。一方，肺循環は呼吸開始により肺血管が拡張して血流が増加し，血管抵抗が急速に低下する。この胎児循環から新生児循環への移行が何らかの起点で障害されるのがPPHNである。すなわち，高い肺血管抵抗が継続して右心系の血液が肺に流れなくなり，まだ開存している卵円孔や動脈管を介して左心系に流れ右左シャントとなる。その結果，全身の強いチアノーゼを来す。シャントが動脈管に限られると，上半身と下半身で酸素濃度に較差ができる。PPHNへの進行を警戒する時にはパルスオキシメータを上肢と下肢の両方に装着する。一酸化炭素（NO）吸入によって肺血管を選択的に拡張させる治療が行われる。

表1─Stocker分類

3型分類 （1977年）	5型分類 （1994年）	囊胞の性状と特徴	頻度	予後
	0型	気管・主気管支の非囊胞性病変，肺低形成，出生直後より呼吸不全	まれ	不良
Ⅰ型	1型	単～多房の大きな囊胞（2～10 cm以上）	70%	良好
Ⅱ型	2型	多数の細気管支様小囊胞（0.5～2 cm） 約50%に重症併存奇形（腎無形成，ほか）	20%	良好
Ⅲ型	3型	巨大な腺腫様の非囊胞性病変 縦隔偏位，肺圧縮・低形成	10%	不良
	4型	末梢肺胞の囊胞性病変，原因不明の気胸で発見されることがある	まれ	良好

(Stocker JT. Congenital pulmonary airway malformation—a new name for and an expanded classification of congenital cystic adenomatoid malformation of the lung. Symposium 24. Non-neoplastic lung disease. Histopathology 2002；41（Suppl 2）：424-31 より引用)

Stockerの分類があります。

A先生

指導医

1977年に最初の3分類，1994年に2型を加えて5分類を発表しています（表1）[5]。
胎児水腫のリスクを胎児エコーのデータから計算する方法もありますね。

囊胞の体積と胎児の頭を比べる式だと思います。

B先生

そうです。嚢胞の体積を胎児の頭囲で割る簡易式で CVR（CCAM volume ratio）と言います[6]。嚢胞を楕円体と考えて長径（a），短径（b），高さ（c）を用いて計算し，頭囲（d）で除します（長さ単位は cm）。すなわち CVR＝0.52abc/d です。CVR が大きいほど重症度が高く，CVR＞1.6 で胎児水腫を高率に発症します[6]。

正解　1，4

問2　CCAM の麻酔管理で正しいのはどれか。2つ選べ。

1. 胸腔鏡手術は開胸手術に比べ成長後の胸郭変形が強い
2. 乳幼児の側臥位では換気血流比不均衡は起こりにくい
3. 気管支ブロッカーは気管チューブの外を通しても良い
4. 胸腔鏡手術では二酸化炭素の送気圧を高めに維持する
5. 右主気管支のブロッカー留置では上葉の分離が難しい

分離換気の方法にはどのような方法がありますか？

健側の片肺挿管，気管支ブロッカー，ダブルルーメンチューブがあります。

乳幼児ではどうですか？

ダブルルーメンは使えませんね。片肺かブロッカーですね。

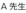

そうです。乳幼児では気管支ブロッカーを使用しています。ダブルルーメンチューブはわが国では 28 Fr が一番細く，10 歳以上が適応です。一方，ID 3 mm のチューブの場合は，健側に進めて片肺にします。
手術前に胸部 X 線写真や CT 画像などで確認しておくことは何ですか？

嚢胞の大きさと位置，縦隔の偏位の有無，右上葉支の分岐位置を確認します。

そうですね。この患児では右下葉 S6 の嚢胞ですので，気管支ブロッカーを右主気管支に留置します。右側にブロッカーを入れる場合，注意する点は何かわかりますか？

必ず右上葉支の分岐位置を CT 画像で確認します。まれに右上葉支が気管から直接分支している気管気管支が見られることもあります。また，右側は気管分岐部と右上葉の分岐までの距離が短いために，ブロッカーの留置が難しいことがあります。

成人ではブロッカーを 2 本使って気管気管支と右主気管支をブロックする方法も可能ですが，乳幼児では困難です。また，気管分岐部から右上葉支分岐までの距離が短く，気管支ブロッカーを中間幹に留置せざるを得ません。ですから右上葉は半分バルーンで閉鎖される程度で，十分に分離をすることは難しいことが多いです。またバルーンを少し深めに留置し，手術の体位をとってから再確認を忘れないようにしてください。
術前に術者と打ち合わせが必要なことはありますか。

ポート挿入位置，肋間に切開を加える場合の大きさと位置，二酸化炭素（CO_2）送気圧などについて確認します。

乳幼児の胸腔 CO_2 送気圧は 5〜8 mmHg で行います。麻酔方法はどうしますか。

CCAM ではできるだけ静脈麻酔薬で麻酔を導入します。麻酔維持もプロポフォール，レミフェンタニル，ロクロニウムによる静脈麻酔を選択します。術後鎮痛も考えて，胸部硬膜外麻酔あるいは胸部傍脊椎麻酔を行い，カテーテルを留置します。

私も静脈麻酔に賛成です。吸入麻酔では気道操作によって麻酔深度が不安定になる可能性があります。また，手術室の麻酔ガス汚染の問題もありますので，静脈麻酔を好んで選択しています。
術後は抜管を目指しますので，区域麻酔による鎮痛は重要です。今回は胸部硬膜外カテーテルを専門医の先生に入れてもらいましょう。
B 先生，気管チューブのサイズはどうしますか。

コールの式では ID 4.5 mm になります。カフ付きチューブなら ID 4.0 mm です。

気管支ブロッカーと気管支ファイバー（fiberoptic bronchoscopy：FOB）（外径 2.2 mm）の両方を気管チューブに通すことを考えると，できるだけ太めの気管チューブを選択したいところです。ID 4.5 mm のカフなしチューブを選択しましょう。側臥位の胸腔鏡手術ですが，必ずしもカフ付きチューブを選ぶ必要はなく，ID 5.0 mm まではカフなしでもよいでしょう。

表2—適応気管チューブサイズと分離肺換気の方法（東京都立小児総合医療センターで行っている方法）

気管チューブサイズ （内径 mm）	分離肺換気の方法
≦3.0	片肺挿管
3.5-4.0	チューブ外側 4 Fr PA カテーテル/5 Fr 気管支ブロッカー
4.0-4.5	チューブ外側 4 Fr PA カテーテル/5 Fr 気管支ブロッカー チューブ内側 5 Fr 気管支ブロッカー（スリップジョイントを太いサイズに交換）
5.0-5.5	チューブ内側 5 Fr 気管支ブロッカー
6.0-6.5	チューブ内側 5 Fr/7 Fr 気管支ブロッカー
≧7.0	28 Fr ダブルルーメンチューブ

＊小児用気管支ブロッカーである 5 Fr および 7 Fr の Arndt® ブロッカーは 2018 年 2 月に日本では販売中止となった。PA カテーテル使用では倫理委員会承認と親権者承諾が必要である。

B 先生

わかりました。あとは何か注意することはありますか？

指導医

マーフィーアイのあるチューブは FOB やブロッカーが引っかかることがあるため適しません。気管チューブで一番細いのはスリップジョイントの先端ですので，2～3 サイズ上のスリップジョイントをチューブの外側にはめ込むといった工夫もしています[7]。当院で今まで行ってきた気管チューブと気管支ブロッカーの選択を表にしてあります（表2）。
血管確保とモニターはどうしますか。

B 先生

上肢に末梢静脈路 2 本と動脈路をとります。標準モニターに加えて動脈圧をモニターします。

指導医

乳幼児の側臥位手術では術中の血管確保はきわめて難しいので，確実な血管確保が重要です。観血的動脈圧モニターは必要ですね。中心静脈路を確保するかは慎重に判断します。乳幼児では血栓形成しやすいことも考え，不要な穿刺は避けるべきです。

正解　3, 5

問3 気管支ブロッカーを用いた乳幼児の分離換気胸腔鏡手術で見られる症状や処置で間違っているのはどれか。

1. 気道抵抗は増加する
2. できるだけ輸液を抑える
3. 低酸素血症を来しやすい
4. 心拍出量低下を来しやすい
5. ブロッカー逸脱の可能性がある

指導医 : 乳幼児の側臥位分離換気による胸腔鏡手術で注意することは何でしょうか？

低酸素血症です。 A先生

指導医 : 低酸素血症には側臥位による換気血流比不均衡（$\dot{V}/\dot{Q}$不均衡）が大きく関与しています。乳幼児では胸郭が柔らかいために側臥位で胸郭の形の保持が難しく，下の肺（dependent lung）の機能的残気量（functional residual capacity：FRC）は残気量に近い量になります。末梢気道閉塞をまねきやすい状態です。さらに，体が小さいために，側臥位をとったときの重力による上下の肺の血流量の差が少なく，dependent lungの肺血流量が増えることによる$\dot{V}/\dot{Q}$不均衡の改善があまり期待できません[8]。

分離換気中の人工呼吸器の設定はどのようにしたらよいでしょう？ B先生

指導医 : 分離換気中の呼吸器の設定は，1回換気量6〜8 mL/kg，必要最低限の吸入酸素濃度でPEEPを用い，呼吸性アシドーシスにならない程度の高めの動脈血二酸化炭素濃度（45-60 mmHg）にします[8]。

低酸素になったらどのように対処すればよいですか？ A先生

指導医 : 分離換気開始後45分程度は低酸素性肺血管収縮（hypoxic pulmonary vasoconstriction：HPV）による代償が働かないため，比較的低酸素が続くと言われています[8]。分離開始前に吸入酸素濃度を上げ，酸素飽和度が95％以上あれば吸入酸素濃度を次第に下げ，0.4程度に維持します。低酸素が続く場合はブロッカー内腔から虚脱させた肺に酸素を送気するのが効果的です[8]。
そのほかにはどうですか？

B先生
低血圧が考えられます。

指導医
そうですね．低血圧の主な原因は静脈還流量の低下による心拍出量の低下です．手術側は CO_2 送気により胸腔内圧が上昇し，dependent lung は陽圧換気をするため，静脈還流量が低下します．手術操作による大血管の圧迫の可能性もあります．心拍出量が低下した時には膠質液の急速投与を行い，必要があればカテコールアミンの投与を行います．

成人の胸腔鏡の手術では輸液量を制限するように習ったのですが，小児でも同じでよいですか？

B先生

指導医
乳幼児では血圧を維持するため，十分な輸液が必要です．したがって，術中の維持輸液も 10～15 mL/kg を投与します[7,9]．さらに血圧低下時には膠質液をボーラス投与します．
乳幼児では分離換気をするための器具の選択と挿入や固定の工夫が必要です．気管支ブロッカーを留置している時の注意点は何ですか．

体位が決まったら FOB でバルーンの位置を再確認し，体幹・首・頭の位置が動かないように注意します．

A先生

指導医
そうですね．首の前屈・後屈だけで，気管チューブや気管支ブロッカーの位置は2 cm近く動く可能性があります．体位が少しでも変わったら，FOB でバルーンの位置を確認します．細い気管チューブの中に気管支ブロッカーを通すと気道抵抗が上昇しますので，換気量や換気圧の変化に注意します．バルーンが逸脱して気管に落ちると，換気不能になることがあります．手術操作を停止して，FOB で確認します．
それではカンファランスに行きましょう．

正解　2

参考文献

1) 中尾三和子．先天性嚢胞性腺腫様奇形．高崎眞弓，河本昌志，木内恵子ほか編．まれな疾患の麻酔 A to Z．東京：文光堂書店；2015．p.599-601．
2) Brusseau R. Congenital cystic adenomatoid malformation : the open procedure. Chapter 38 : Fetal intervention and the EXIT procedure. A Practice of Anesthesia for Infants and Children. 6th ed. Editors : Coté CJ, Lerman J, Anderson BJ. Philadelphia : Elsevier ; 2019. p.879-83.
3) Cavoretto P, Molina F, Poggi S, et al. Prenatal diagnosis and outcome of echo-

genic fetal lung lesions. Ultrasound Obstet Gynecol 2008 ; 32 : 769-83.
4）Komori K, Kamagata S, Hirobe S, et al. Radionuclide imaging study of long-term pulmonary function after lobectomy in children with congenital cystic lung disease. J Pediatr Surg 2009 ; 44 : 2096-100.
5）Stocker JT. Congenital pulmonary airway malformation—a new name for and an expanded classification of congenital cystic adenomatoid malformation of the lung. Symposium 24. Non-neoplastic lung disease. Histopathology 2002 ; 41 (Suppl 2) : 424-31.
6）Crombleholme TM, Coleman B, Hedrick H, et al. Cystic Adenomatoid Malformation Volume Ratio Predicts Outcome in Prenatally Diagnosed Cystic Adenomatoid Malformation of the Lung. J Pediatri Surg 2002 ; 37 : 331-8.
7）宮澤典子，出野智史．臨床ワークブック：小児の分離肺換気．Anet 2015；19：22-7.
8）Hammer GB. Chapter15 Anesthesia for Thoracic Surgery. A Practice of Anesthesia for Infants and Children. 6th ed. Editors : Coté CJ, Lerman J, Anderson BJ. Philadelphia : Elsevier ; 2019, p.340-54.
9）Gentili A, Lima M, de Rose R, et al. Thoracoscopy in children : anaesthesiological implications and case reports. Minerva Anestesiol 207 ; 73 : 161-71.

7 前縦隔腫瘍

小原 崇一郎

5歳の女児。身長110 cm, 体重18 kg。1カ月前から咳嗽が持続し, 次第に増悪傾向にあった。3日前から臥床時には呼吸苦が出現してきたため, 小児専門医療施設に紹介された。
全身状態はぐったりとしており, 顔色蒼白であり, 呼吸苦のために臥位がとれず, 起座呼吸をみとめた。バイタルサインは, 呼吸数55回/分, SpO_2 93%（酸素マスク6 L/分下）, 心拍数120回/分, 血圧88/42 mmHgであった。身体所見上, 全肺野で混合性喘鳴が聴取され, また, 右季肋下6 cm触知される肝腫大をみとめた。入院時の胸部単純X線撮影にて縦隔陰影の著明な拡大をみとめ, 前縦隔腫瘍および左無気肺または胸水貯留と診断された。血液検査の結果を踏まえ, 悪性リンパ腫が疑われ, 血液腫瘍科および小児外科医から, 全身麻酔下での病型診断を目的とする頸部リンパ節生検が可能かどうか, 麻酔科にコンサルテーションがあった。

問1 本症例のリスク評価に有用性が高いのはどれか。3つ選べ。

1. 詳細な現病歴
2. 身体所見
3. 画像検査所見（胸部単純X線撮影や胸部CTなど）
4. 経胸壁心臓超音波検査所見
5. 呼吸機能検査所見

指導医

悪性リンパ腫が疑われる前縦隔腫瘍（anterior mediastinal mass：AMM）の症例が入院し, その病型診断のための頸部リンパ節生検が全身麻酔下に可能かどうか, コンサルテーションがありました。どのように回答したらいいでしょうか？

AMM症例の鎮静や全身麻酔は安易に行ってはいけない, と聞いたことがあります。まずは, 患者さんがどのような状態にあるのか, 評価したいと思います。

A先生

指導医: そうですね。AMM症例に対する安易な鎮静や全身麻酔による致死的合併症はこれまで多数報告されてきています。では，その致死的合併症に至る病態はどのようなものですか？

A先生: AMMを有する患者さんが仰臥位になると，腫瘍による圧排や横隔膜の頭側への移動のために胸腔内圧の上昇や胸腔内容量の減少が生じ，胸腔内の気道や大血管が圧排されます。そこに鎮静や麻酔の影響が加わると，仰臥位時の機能的残気量のさらなる低下，横隔膜の頭側へのいっそうの移動がおき，さらに気道や大血管が圧排されるのではないでしょうか[1,2]。

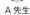

指導医: そのような可能性が言われていますね。では，B先生，そこに筋弛緩を併用すると，どのような病態が考えられますか？

B先生: 筋弛緩を併用すると，自発呼吸の完全な停止，陽圧換気開始に伴い，胸腔内圧がさらに上昇し，気道や大血管への圧排がいっそう強くなります[1,2]。

指導医: そうですね。そのような病態から気道の完全閉塞に伴う酸素化・換気不全や，大血管の閉塞に伴う循環虚脱といった致死的合併症が生じる可能性がありますね。

B先生: とすると，小児であれ成人であれ，AMMの症例に対する鎮静や全身麻酔は安易に行うべきではないということですね。

指導医: いいポイントですね。病態生理を考えると小児であれ成人であれAMMの症例に対する鎮静や全身麻酔は安易には行わないほうがよいとされています。ただし，小児では，成人と比べて，気道や血管のサイズが小さいということが合併症の発生率や重篤度を高めているかもしれません。では，サイズのほかに，小児では，成人と比べて，どのような違いが考えられますか？

A先生: 小児の場合，さまざまな検査や処置に対して，協力が得られにくい，ということでしょうか？

そうですね。小児では，本人からの協力が得られないために，覚醒下での検査や処置が難しい場合がありますね。そのため，小児のAMMの症例に関していえば，全身麻酔が必要な腫瘍摘出術ばかりでなく，画像検査，診断目的の生検，化学療法目的の中心静脈路挿入，放射線治療など，診断や治療のいずれの段階においても鎮静や全身麻酔が求められることがあります。そのため，鎮静や全身麻酔が可能かどうかのリスク評価が大切になってきます。

リスク評価のポイントはなんですか？

リスク評価では，臨床症状と画像検査がポイントになります[1-3]。B先生，臨床症状において特に注意すべき点を挙げてくれますか？

病態生理から考えれば，まず，気道の圧排による症状と大血管や心臓への圧排による症状の有無を評価したいです。今回の症例にもみられている，気道の圧排による呼吸苦，胸部苦悶感，起坐呼吸，咳嗽，喘鳴，大血管や心臓の圧排による頸静脈怒張，顔面浮腫といった上大静脈症候群，頻脈，血圧低下，失神などでしょうか。

いいですね。そのほか臨床所見をとる際には，患者さん自身の快適な体位を知っておくといいですね。快適な体位をとっているときが，もっとも気道や大血管・心臓の圧排が少ない可能性がありますから。では，A先生，リスク評価のもうひとつのポイントの画像検査として，まずは，どのような画像検査結果を参照しましょうか？

胸腔内の臓器の圧排所見をみるためにどのような検査が必要か，といったことから考えると，胸部単純X線よりもCTやMRIのほうが有用な情報が得られそうですね。

そうですね。ただし，MRI検査は閉所で長時間かかることから，小児では鎮静が必要になる場合がありますよね。いっぽう，CTは鎮静を必要としないことが多いですね。

では，CTで，気管・気管支の圧排，心囊水の貯留，大血管・心臓の圧排の有無を評価したいと思います。

経胸壁心臓超音波検査はどうですか？　大血管の圧排や心囊水の貯留に加えて心機能も評価できそうです。

指導医　超音波プローベを胸壁に押し当てることは全く侵襲がないというわけではありませんが，その情報の有用性を考えるとリスク評価に必要でしょうね。ぜひとも評価に加えたい検査ですね。では，呼吸機能検査についてはどうですか？

仰臥位のフローボリューム曲線で気道閉塞パターンがみられたりすれば，気道閉塞に関する動的な情報が得られますよね[4]。静的な情報しか得られない画像検査に加えて，動的な情報によりリスク評価の精度があがるのではないでしょうか。

A先生

でも，小児患者に対する呼吸機能検査って，正確性や再現性が高いものでしょうか。

B先生

指導医　幼若小児に対する呼吸機能検査は確かに難しいでしょうね。まして，急性期のAMM患者に仰臥位で呼吸機能検査を施行することは困難を極めるでしょう。また，呼吸機能検査とCTでの気道閉塞の程度の評価に相関はないとする報告もあります[5,6]。

では，鎮静や全身麻酔のリスク評価として，身体所見に加えて，胸部CTと経胸壁心臓超音波検査の結果をチェックしようと思いますが，どのような症状や検査結果を認めたら鎮静や全身麻酔のリスクが高いと考えたらよいですか？

A先生

指導医　どのような症例を高リスクと判断するかについては，倫理上，ランダム化比較対照試験などの前向き研究が行えるわけではありませんから，症例集積研究やエキスパート・オピニオンを参照にするしかありません。表1にあるような臨床症状や検査結果のいずれかひとつでもあれば高リスクと考えたほうがいいとされています。では，コンサルテーションされた本症例はどうでしょうか？

本症例では，すでに胸部造影CTと経胸壁心臓超音波検査が行われていました。腫瘍により気管分岐部を含む気道の圧排を認め，また，上大静脈の圧排と心嚢水の貯留が認められますので，臨床症状も含めて，鎮静や全身麻酔のリスクは高いということになりますね。

A先生

正解　2，3，4

表 1 ― 鎮静・麻酔のリスクが高い症例
以下の症状や検査のいずれかひとつでもあれば高リスク

臨床症状	喘鳴,起坐呼吸,呼吸苦
	上大静脈症候群を疑う症状（顔面浮腫,頸静脈怒張）
	意識障害
検査所見（胸部 CT や経胸壁心臓超音波検査）	気管断面積＜正常の 30%
	気管断面積＜正常の 70%＋気管支の圧排
	大血管の圧排：上大静脈症候群など
	心嚢水貯留・心タンポナーデ
	（フローボリューム曲線：仰臥位 PEFR＜50%）

PEFR：peak expiratory flow rate（最大呼気流速値）
(Hack HA, Wright NB, Wynn RF. The anaesthetic management of children with anterior mediastinal masses. Anaesthesia 2008 ; 63 : 837-46.
Pearson JK, Tan GM. Pediatric anterior mediastinal mass : a review article. Semin Cardiothorac Vasc Anesth 2015 ; 19 : 248-54.
Blank RS, de Souza DG. Anesthetic management of patients with an anterior mediastinal mass : continuing professional development. Can J Anaesth 2011 ; 58 : 853-67 より改変引用)

問 2 鎮静や全身麻酔が高リスクとされる本症例に対する対応としてもっとも適切と考えられるのはどれか。3 つ選べ。

1. 断らないで深鎮静または全身麻酔を施行する
2. 関連診療科と検討会をしてリスクを共有する
3. 局所麻酔下の胸腔穿刺や骨髄生検を提案する
4. ステロイド先行投与を血液腫瘍科に提案する
5. 緊急気管切開を準備して全身麻酔を施行する

指導医

臨床症状と検査結果から,どうやら,本症例に対する鎮静や全身麻酔はできるだけ回避したほうがよさそうですね。まずは,関連各科に集まってもらって,リスクを共有し,今後の対応について検討しましょう。

とはいえ,「治療のためには組織診断が必要」とする血液腫瘍科の見解も無下にはできません。いっぽうで,呼吸循環不全にある 5 歳の本症例に,局所麻酔下に頸部のリンパ節生検を行ってもらうことは危険ではないでしょうか。どうしたらよいのでしょうか？

A 先生

悪性リンパ腫が疑われるということですから，リンパ節以外の組織採取による組織診断が可能な可能性があります。手術室で，局所麻酔下に，胸腔穿刺や骨髄生検による組織採取を行っていただくことを提案してみましょう。

ステロイドの先行治療を，血液腫瘍科に依頼するというのはどうでしょうか？　本症例の診断として悪性リンパ腫が疑われていますよね。小児の前縦隔腫瘍の組織診断で多いとされるTリンパ芽球性リンパ腫であれば，ステロイドにより腫瘍の急激な縮小から，鎮静や全身麻酔時の呼吸循環虚脱のリスクの軽減が期待できます[1-3]。

B先生

でも，腫瘍が急激に縮小してしまったら組織診断が困難になってしまいませんか？

A先生

その可能性はありますね。ただし，ステロイドによる先行治療72時間以内に生検が施行されれば診断に影響を与えないという意見もあります[7]。いずれにしても，ステロイドの先行治療と，その12〜24時間後のリスク再評価を，血液腫瘍科に提案してみましょう。また，小児では頻度が多くはないですが，Hodgkinリンパ腫などの他の組織型の場合には放射線治療の先行治療も考慮されるようですから，放射線治療の可能性についても血液腫瘍科に質問してもいいかもしれませんね。

正解　2, 3, 4

● 問3　高リスクである本症例に対して鎮静や全身麻酔が不可避である場合，適切と考えられるものはどれか。2つ選べ。

1. 前投薬としてミダゾラムを内服させる
2. 鎮静や全身麻酔中自発呼吸を維持する
3. 緊急気管切開を準備して麻酔管理する
4. 二腔気管支チューブの準備をしておく
5. 硬性気管支鏡が使えるようにしておく

B先生: 頸部リンパ節以外の組織による診断ができず，また，ステロイドによる先行治療開始後24時間で腫瘍の縮小が認められなかった場合には，Tリンパ芽球性リンパ腫以外の病型の診断のために，鎮静または全身麻酔を求められる可能性がありますね。

指導医: そうですね。

A先生: その場合，どのようなことに注意したほうがいいでしょうか？

指導医: 最初にディスカッションした，AMM症例の鎮静や全身麻酔時の病態，また，過去の臨床報告から，可能な限り筋弛緩を回避して，自発呼吸を温存するように努めたほうがよさそうです[1-3]。

A先生: 小児では，鎮静や麻酔の導入をスムーズに行なうためには抗不安目的の麻酔前投薬も有効だと聞いていますが，本症例に対してはどうでしょうか？

指導医: う〜ん，確かに，ミダゾラム内服は内服後10〜20分で奏功し，呼吸抑制も少ないとはされています。しかし，高リスクのAMM症例に対しては安易な鎮静を回避すべきで，鎮静薬を病棟で投与するのは避けたほうがいいでしょうね。AMM症例に対するスムーズな導入を図るための方策として，前投薬に頼らずに，音楽やタブレットなどにより患者の注意をそらす方法（ディストラクション：distraction）は一考に価するかもしれません[8]。

B先生: 自発呼吸を温存しながらの鎮静や麻酔の方法として，どのような薬物が推奨されますか？

指導医: 吸入麻酔薬，ケタミン，プロポフォール，デクスメデトミジン[9]，レミフェンタニル[10]などによる報告がみられますが，特定の薬物が推奨されているわけではありません。危急的な状況ですので，使用経験に慣れた薬物を選択すべきでしょう。バッキングや喉頭・気管支痙攣といった筋弛緩を使用せざるを得ない状況では，その投与前に，陽圧換気が可能であるか否かを確かめておいたほうがよいかもしれません。

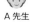
A先生: 体位についてはどうでしょうか？ リスク評価の段階で，患者本人の快適な体位を把握しておいたほうがよいということでしたが。

指導医: そうですね。可能な限り仰臥位を回避して側臥位や坐位での処置を考慮してもらったほうがよいでしょうね。

A先生
鎮静・全身麻酔中に呼吸循環虚脱を認めたら，どうしたらよいでしょうか？

指導医
まずは処置を中止してもらいましょう。そのうえで，術前に確認しておいた患者自身が快適な体位への変換，患者の覚醒と自発呼吸の回復を図りましょう。

B先生
非脱分極性筋弛緩を使用せざるを得ない場合は，拮抗がいつでも可能であるように準備しておいたほうがいいですね。

指導医
そうですね。そのほか，緊急時の備えとしてどのようなものを準備しておいたほうがいいですか。

B先生
完全気道閉塞に対しては，先生がおっしゃった体位変換や自発呼吸回復に加えて，硬性気管支鏡やダブルルーメン気管支チューブにより気道の開通を図ることも考慮してもいいのではないでしょうか。

指導医
いずれも準備しておいてもいいのですが，わが国で使用可能なダブルルーメン気管支チューブは28 Fr以上ですから，その使用はせいぜい10〜12歳以降でしょう。本症例ではダブルルーメンチューブは準備しておく必要はないでしょうね。では，A先生，AMM症例の気道閉塞に対して，気管切開や外科的気道確保は有効だと考えられますか？

A先生
AMMによる気道の圧排部位を考えれば，いずれも有効性は限りなく低いと考えられます。

指導医
そうですね。では，小児のAMM症例に対する鎮静や全身麻酔の緊急時のバックアップとして，体外式膜型人工肺（extracorporeal membrane oxygenation：ECMO）をプライミングして心臓血管外科医とともに待機してもらっておくことはどうでしょうか？ 近年，ECMOを用いた心肺蘇生の有効性の報告がみられますね。B先生，どう思いますか？

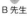
B先生
ECMOのカニュレーションから体外循環の開始までがたとえ10分で可能だとしても，いったん完全気道閉塞が生じた場合，それまでの換気不全，低酸素血症に伴う神経学的後遺症は避けられないと懸念してしまいますが……[11]。

指導医
成人の場合は，鎮静や全身麻酔の開始前に局所麻酔下の鼠径部からのカニュレーションが可能かもしれませんが，小児の場合には困難でしょう。したがって，小児AMM症例に対するECMO待機の有用性については限界があると考えるべきでしょうね[11]。

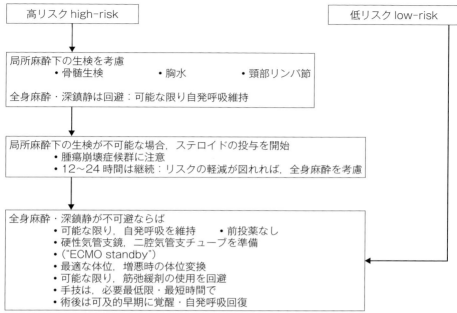

図1 ─ 小児AMM患者の病型診断のためのアルゴリズム

指導医: A先生, B先生, 小児AMM症例に対する周術期管理について, 理解が深まりましたか？

A先生: はい。

B先生: はい。

指導医: 最初にお話ししましたが, 小児AMM症例に対する安易な鎮静や全身麻酔による致死的合併症が多数報告されてきました。そうした有害事象の報告は近年, 減少傾向にあり, 小児AMM症例に対する鎮静や全身麻酔の成功例の報告もみられます[12,13]。しかし, 成功例の裏には, AMM症例の鎮静や全身麻酔にはリスクを伴うという認識のもとでのリスク評価とそれに応じた治療戦略（図1）がとられていることを肝に銘じましょう[1-3,12,13]。治療戦略のポイントは……。

A先生: ①高リスク症例に対する全身麻酔や深鎮静は極力回避すること, ②全身麻酔や深鎮静がどうしても必要な場合には自発呼吸を温存し, 体位を工夫し, 緊急時の準備を忘らないこと, ですね。

正解　2, 5

参考文献

1) Hack HA, Wright NB, Wynn RF. The anaesthetic management of children with anterior mediastinal masses. Anaesthesia 2008 ; 63 : 837-46.
2) Pearson JK, Tan GM. Pediatric anterior mediastinal mass : a review article. Semin Cardiothorac Vasc Anesth 2015 ; 19 : 248-54.
3) Blank RS, de Souza DG. Anesthetic management of patients with an anterior mediastinal mass : continuing professional development. Can J Anaesth 2011 ; 58 : 853-67.
4) Shamberger RC, Holzman RS, Griscom NT, et al. Prospective evaluation by computed tomography and pulmonary function tests of children with mediastinal masses. Surgery 1995 ; 118 : 468-71.
5) Vander Els NJ, Sorhage F, Bach AM, et al. Abnormal flow volume loops in patients with intrathoracic Hodgkin's disease. Chest 2000 ; 117 : 1256-61.
6) Hnatiuk OW, Corcoran PC, Sierra A. Spirometry in surgery for anterior mediastinal masses. Chest 2001 ; 120 : 1152-6.
7) Robie DK, Gursoy MH, Pokorny WJ. Mediastinal tumors-airway obstruction and management. Semin Pediatr Surg 1994 ; 3 : 259-66.
8) Adler AC, Schwartz ER, Waters JM, et al. Anesthetizing a child for a large compressive mediastinal mass with distraction techniques and music therapies as the sole agents. J Clin Anesth 2016 ; 35 : 392-7.
9) Nafiu OO, Srinivasan A, Revanbakht J, et al. Dexmedetomidine sedation in a patient with superior vena cava syndrome and extreme needle phobia. J Cardiothorac Vasc Anesth 2008 : 22 : 581-3.
10) Malherbe S, Whyte S, Singh P, et al. Total intravenous anesthesia and spontaneous respiration for airway endoscopy in children—a prospective evaluation. Paediatr Anaesth 2010 ; 20 : 434-8.
11) Slinger P, Karsli C. Management of the patient with a large anterior mediastinal mass : recurring myths. Curr Opin in Anaesthesiol 2007 ; 20 : 1-3.
12) Maranets I, Wang SM. Anterior mediastinal masses and anesthesia in children : how far have we come along? J Clin Anesth 2010 ; 22 : 157-8.
13) Stricker PA, Gurnaney HG, Litman RS. Anesthetic management of children with an anterior mediastinal mass. J Clin Anesth 2010 ; 22 : 159-63.

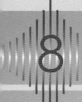

腹壁破裂・臍帯ヘルニア

山本 信一

36週4日の男児。身長45 cm，体重2,150 g。妊娠21週のエコー検査で腹腔内臓器の脱出が確認されていた。母体搬送し小児専門病院で出産予定であったが，自宅が遠隔地で転院前に陣痛が始まったため地域の基幹病院で出産となった。出生後ただちに当院に搬送された。到着時のバイタルサインは体温35.2℃，呼吸数55回/分，心拍数186回/分，血圧56/40 mmHg，SpO_2 99%（酸素鼻カニューレ1 L）であった。臍帯は動脈2本，静脈1本で正常であった。腹壁は閉鎖しておらず小腸，大腸，脾臓が脱出していた。体表上の奇形は認められなかった。

問1 誤っているのはどれか。

1. 腸を保護する
2. 全身を保温する
3. 脱水の評価をする
4. 合併疾患を検索する
5. 胃管から母乳を投与する

指導医: A先生，腹壁破裂の新生児が搬送されてきましたね。腹壁破裂とはどのような病気か知っていますか？

A先生: はい。先天性の腹壁形成異常で，通常は臍の右側の腹壁が欠損し，腹部臓器が脱出している疾患です。この症例のように，出生前診断されることが多くなっています。

指導医: よく知っていますね。胎生第4週の腹壁閉鎖が不完全なために生じる疾患で，臍と正常皮膚接合部で起こるため，通常は腹壁欠損部は臍の右側となります。
他の腹壁形成異常疾患として臍帯ヘルニアがありますが，違いが分かりますか？

B先生: 腹壁破裂は腹壁全層の欠損で，腹腔内臓器が体外に脱出します。臍帯ヘルニアは臓器が臍帯の中に脱出するので臓器は臍帯で覆われています。

表 1 ─腹壁破裂と臍帯ヘルニアの特徴

	腹壁破裂	臍帯ヘルニア
被覆膜	なし	臍帯内に脱出するため羊膜および腹膜が被覆膜 まれに穿破
脱出臓器	腸管，腹腔内全臓器だが肝臓は頻度が低い	主に腸管と肝臓
出生時期	早産が多い	
腸管の先天的異常の合併	まれに腸閉鎖，腸回転異常，腸穿孔	高率に腸回転異常を合併 腸閉鎖や腸穿孔も合併することがある
染色体異常	異常がないことが多い	多い
他の先天的異常	まれである	先天性心疾患，腎生殖器疾患
手術の緊急性	速やかに緊急手術が必要	被覆膜が破れていなければ，24 時間程度待機可能 小さいものでは清潔を保って経過観察することもある 重症合併症（心疾患など）によって手術時期を考慮することもある
予後	一般的に良好 腸穿孔などの腸の状態が予後決定因子となる	合併する全身疾患が主たる予後決定因子となる

指導医

そのほかに，表1のような特徴があります[1]。

指導医

患児はどのような状態で搬送されてきましたか？

脱出した腹腔内臓器はビニールに包まれて保護保湿された状態です。気道確保はしておらず自然気道です。末梢点滴ラインが確保されています。

A先生

指導医

36 週出生ですが，呼吸状態は問題ないようですね。腹壁破裂の患児は早期出生が多いことが知られていますが，呼吸状態に懸念があれば出生後ただちに気管挿管しているはずです[2]。

指導医

現在の状態を評価してください。

低体温になっています。頻脈で，血圧は保たれていますが脈圧がやや小さいです。おそらく循環血液量が減少しアシドーシスになっていると思われます。

A先生

そうですね．大泉門の陥凹，皮膚のツルゴールの低下，末梢毛細血管の再充満時間（capillary refill time）の延長などの脱水所見を評価しましょう．脱出している腸管も浮腫が強まってきているのではありませんか？ 低体温や体液喪失，アシドーシスなど，全身状態が悪い場合は，新生児科で気管挿管して全身管理を開始することもありますよ．

新生児科の担当医とコミュニケーションをとって，速やかに手術にむけて，合併疾患の有無と評価を依頼し，手術室入室前に新生児科で気管挿管するかを含めた初期治療の進行状況と現在の状態を確認します．

腹腔内減圧と，麻痺性イレウス状態なので誤嚥予防のため，胃管も入っていることを確認しておきます．

正解 5

問2 治療方針として誤っているのはどれか．

1. 術中および術後管理には人工呼吸が前提として必要になる
2. 脱出臓器に浮腫が強い場合，多期的根治手術が選択される
3. 一期的根治手術が多期的根治手術より経過が良好である
4. サイロ形成にはウーンドリトラクターが広く用いられる
5. スーチャーレス閉鎖法では必ずしも全身麻酔が必要ない

腹壁破裂の手術治療の方針は知っていますか？

脱出腸管やそのほかの臓器の浮腫の程度が少ない場合，一期的根治手術が可能なことがあります．一方で，脱出臓器の浮腫が強いなど，脱出臓器を還納し腹壁を閉鎖した後に腹部コンパートメント状態が懸念される場合は，多期的手術を選択します．

さらに，早産症例で呼吸器的問題がある場合や，脱水や低体温など全身状態が不良の場合にも，腹腔内圧が高い状態の管理は困難なので，多期的手術を選択します．

指導医　一期的根治と多期的根治で，予後に明確な差はないとされていますね。
一般的に腹壁破裂の予後は良好ですが，もっとも影響する因子は腸閉鎖や腸の穿孔などの腸のコンディションで，腹壁閉鎖前に修復しなくてはならないため多期的手術を必要とします。

本症例では，腹壁の欠損が比較的大きく，腸管に加えて脾臓も脱出していることから，一期的手術は選択すべきではないですね。
A先生

今日の手術は，サイロ形成ですね。
B先生

指導医　麻酔法をプランするにあたって，サイロ形成の実際の手術をみたことはありますか？

昔は，サイロ形成するときには，シリコン製の人工布を腹壁に縫着していたんですよね。
A先生

指導医　そうだったんですよ。でも現在は，外科手術で用いられているウーンドリトラクターが広く用いられています[3,4]。透明なポリウレタン薄膜の筒の端にリングがあり，この筒を脱出臓器に被せて包み込みながら，リングを腹腔内に挿入して，筒部分は巻き上げずにそのままサイロとして吊り上げます。ですから，腹壁との縫合がなくなったため，手術時間が大幅に短縮しました。

すごく低侵襲になったんですね。それでしたら，手術中は腹壁の筋弛緩は必要だけど，あまり痛くないということですか？
B先生

指導医　そのとおりです。

新生児科で気管挿管してきた場合はそのまま全身麻酔に移行するとして，自然気道のまま入室した場合は，意識下に気管挿管しますか？
A先生

指導医　それもひとつの方法だと思います。しかし，腹壁破裂によって腹腔内圧は全くかかっていない状態だし，胃管から十分に吸引すれば通常の急速導入が可能ですね。

麻酔維持は，ミダゾラムや低濃度セボフルレンによる最低限の鎮静と，血圧を確認しながらフェンタニルを投与し，筋弛緩がしっかり効いていればOKですね。
B先生

そのとおりです。そして，十分な輸液ができるよう準備しておきましょう。輸液内容としては，細胞外液を基本とし，通常は低アルブミン血症に対してアルブミン投与が必要となります。術前に脱水がみられる場合は，血圧や尿流出を目安として積極的に輸液します。術中の輸液量は，腸管が露出している状態では最低でも 20 mL/kg/h 以上が必要です。体温管理のため輸液の加温にも注意が必要です。
モニターは経皮的酸素飽和度の計測を上下肢で行いますがなぜでしょう？

動脈管の管前管後の酸素飽和度ですね。高二酸化炭素血症やアシドーシスによって，動脈管の血流が右→左となると，下肢の酸素飽和度が下がって差が出ます。

A先生

そのとおりです。腹壁閉鎖はどのタイミングで行いますか？

サイロを吊り上げたまま 7～10 日ほどで，腸管の浮腫が改善し，重力で腸管が腹腔内に還納したら，腹壁閉鎖できると思います。

B先生

では腹壁閉鎖時の麻酔についても勉強しておきましょうか。

気管挿管され人工呼吸管理している状態から全身麻酔に移行します。麻酔維持にはサイロ形成術よりもフェンタニルやレミフェンタニルなどの麻薬は多く必要ですね。

A先生

やはり，筋弛緩はしっかりと効いている必要があると思います。

B先生

腹壁閉鎖による全身への影響はどう考えますか？

腹腔内圧上昇により横隔膜が挙上します。これにより気管チューブが深くなって片肺換気となっていないかを確認します。無気肺が起こりやすいため肺リクルートメントを適宜行い適切な呼気終末陽圧を設定することが必要と思います。

A先生

段階手術の腹壁閉鎖手術では，滅多なことでは腹部コンパートメントにはならないと思いますが，下肢の経皮的酸素飽和度の波形がなくなるようでは危険な状態ですね。

B先生

腹腔内圧のモニターを行う場合は，胃内圧，膀胱内圧，大腿静脈から下大静脈へ留置したカテーテルの静脈圧などが用いられているようです。

術後はやはり人工呼吸管理ですか。
B先生

腹腔内圧が下がって，腹部の緊張がとれてきたら，呼吸条件を下げて人工呼吸離脱に向かいます。
A先生

指導医
そのとおりです。一方で，さらに低侵襲な方法として，スーチャーレス閉鎖法が最近報告されてきています[5]。腹壁閉鎖を行う際に，臍帯を欠損孔に被せるか直接皮膚を寄せるのみで被覆材をあてて，自然に腹壁筋層が閉鎖するのを待つ方法です。一期手術として行われる場合と，サイロ形成後の第二期手術として行われる場合のいずれにも行われています。

ではあまり痛くないのでしょうか？
A先生

指導医
皮下の剝離や筋層を縫い合わせる操作がないため必ずしも全身麻酔を必要としません。しかし従来からの腹壁閉鎖法とスーチャーレス閉鎖法のどちらが優れているかは，まだ結論が得られていません。

ベッドサイドで新生児科管理で処置ができたらよいですね。
B先生

正解　3

参考文献

1) Carol LB, Dan P. Abdominal wall problems. In : Christine AGI, Sandra EJ, editor. Avery's Diseases of the newborn, 10th edition. Canada : Elsevier ; 2018. p.1113-22.
2) Raghavan M, Montgomerie J. Anesthetic management of gastrochisis--a review of our practice over the past 5 years. Paediatr Anaesth 2008 ; 18 ; 1055-9.
3) 金森　豊．腹壁破裂・臍帯ヘルニアの手術．田口智章，岩中　督 監．スタンダード小児外科手術　押さえておきたい手術のポイント．東京：メジカルビュー社；2013．p.148-52.
4) Kusafuka J, Yamataka A, Okazaki T, et al. Gastroschisis reduction using "Applied Alexis", a wound protector and retractor. Pediatr Surg Int 2005 ; 21 ; 925-7.
5) Safavi A, Skarsgard ED. Advances in the surgical treatment of Gastroschisis. Surg Technol Int 2015 ; 26 ; 37-41.

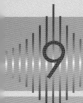

肺高血圧を伴った心室中隔欠損症

松成 泰典・亀井 政孝

4 カ月の女児。身長 63 cm，体重 4.4 kg。心室中隔欠損症，重症肺高血圧症と診断された。哺乳が悪く，体重増加が不良であった。鳴き声が小さく，頻呼吸，陥没呼吸，多汗を認め，早期の心室中隔閉鎖術の適応となった。

問 1 麻酔管理で正しいのはどれか。

1. 麻酔導入時にフェンタニルを投与する
2. 前投薬としてミダゾラムを内服させる
3. 高濃度セボフルランで緩徐導入を行う
4. 導入後吸入酸素濃度を 21% に設定する
5. 導入後 Pa_{CO_2} を 30〜35 mmHg に調節する

指導医

心室中隔欠損症（ventricular septal defect：VSD）は先天性心疾患の 2〜3 割を占めもっとも頻度の高い疾患ですね。
単純な VSD は病態も分かりやすいですが，肺高血圧症（pulmonary hypertension：PH）を合併すると注意点が増え，麻酔管理も複雑になります。A 先生，VSD はどんな病態ですか？

心室中隔に欠損孔があって，左室からの血流が大動脈と右室の両方に流れます。
病型は Ⅰ〜Ⅳ型に分類され，自然閉鎖しやすい部位とそうでない部位があります。また，大動脈弁閉鎖不全症を合併することもあります。

A 先生

指導医

そうですね。麻酔管理には少し補足が必要です。B 先生，お願いします。

心室中隔に欠損孔から左室の血流が大動脈と右室の両方に流れますが，その割合は体血管抵抗と肺血管抵抗の比で決まります。ですから体血管抵抗と肺血管抵抗の調節が重要です。

B 先生

指導医 そうですね。VSD の症例では，体血流を確保するために体血管抵抗と肺血管抵抗をコントロールすることがポイントです。理論的には体血管抵抗が低い場合，または肺血管抵抗が高い場合に体血流が増えます。体血管抵抗を上げないように麻酔薬によってストレスを十分にとる必要がありますし，肺血管抵抗を下げないように管理する必要があります。
では，肺血管抵抗を上昇させる因子・低下させる因子について説明してください。

A 先生 F_{IO_2}, Pa_{CO_2}, pH です。

指導医 B 先生，ほかにありますか？

B 先生 無気肺や気道内圧です。

指導医 そうですね。吸気時の気道内圧が高い，つまり肺胞内圧が高いと肺血流が阻害されます。通常 WEST 分類の Zone1 は存在しないといわれていますが，人工呼吸器で高すぎる吸気圧を設定すると Zone1 のように肺血流が減少するわけです。だからといって低すぎる吸気圧を設定すると無気肺を形成しやすくなり，無気肺が原因で低酸素性肺血管収縮（hypoxic pulmonary vasoconstriction：HPV）が起こっても，肺血管抵抗が高くなります。無気肺を予防するためには PEEP を設定する必要がありますが，高すぎる PEEP も肺血流を制限するため，至適 PEEP に調整する必要があります。
また，呼気であっても通常の機能的残気量を超えて肺が過膨張している場合も肺血流が低下し，PH が増悪するため，肺のメカニクスに合わせて吸気時間，呼気時間を設定する必要があります。術前より心不全，肺水腫になっている状態では時定数が高い可能性があるので，十分な呼気時間を確保しないと肺が過膨張になる可能性があります。
それでは実際の症例で麻酔中の F_{IO_2} と Pa_{CO_2} はどのように設定したらよいでしょうか。

A 先生 F_{IO_2} は 21％で，Pa_{CO_2} は 45 mmHg 程度で管理します。

そうですね。F_{IO_2}が高いと肺血管抵抗は下がりますし，Pa_{CO_2}が低いと同様に肺血管抵抗は下がります。つまりVSDによるシャント血流を増悪させないためにはF_{IO_2}を低めに，Pa_{CO_2}を高めに設定することになります。ただ，高二酸化炭素血症はPHを増悪させる可能性もありますから注意が必要です。
麻酔導入時は気管挿管の無呼吸に耐えられるように30％程度の酸素を投与してもよいですが，麻酔導入後は速やかにF_{IO_2}を下げる必要があります。

実際の麻酔導入方法はどうしますか？

小児なので緩徐導入を選択します。できるだけストレスをかけないようにしたいので，ミダゾラムの前投薬を投与し，酸素，亜酸化窒素を併用し高濃度セボフルラン吸入で導入します。

A先生

まず前投薬の是非について考えてみましょう。ストレスを与えないように前投薬を投与するという考え方はよいのですが，4カ月の患児であれば一般的な精神発育を考えると前投薬は必須ではありません。前投薬によりPa_{CO_2}が上昇しSp_{O_2}が低下するという報告があります[1]。これによって肺高血圧が悪化する可能性があることにも注意しましょう。次に導入ですが高濃度セボフルランはよくありません。本症例のようにVSD＋PHの症例ではVSDのサイズが大きいためにシャント量が多いので，左室にかなりの容量負荷がかかり心不全になっています。
この症例でも哺乳不良，頻呼吸，陥没呼吸，多汗といった心不全症状が出現しているので高濃度セボフルランを含め，心抑制の強い麻酔法には注意が必要です。
次にどうしますか？

静脈ルートを確保し，筋弛緩薬を投与して気管挿管します。それから動脈圧ラインと中心静脈カテーテルも留置して，経食道心エコーのプローベも挿入します。

A先生

B先生，麻酔導入方法について意見はありますか？

気管挿管時の後負荷の上昇を抑えるためにオピオイドを使いたいので，麻酔導入はミダゾラムとフェンタニルを併用した急速導入で行ったほうがよりよいと思います。

B先生

そうですね。静脈ルートが留置されていれば，用量調節を考慮しつつオピオイドを併用して麻酔薬を投与したいところです。静脈ルートがない場合には患児が入室した際に静脈ルートを確保するかどうか選択する必要がありますが，ルート確保そのもので患児にストレスを与えてしまう可能性がありますから，緩徐導入を選択することが多いでしょう。ただし，高濃度の揮発性麻酔薬には心抑制もありますから，心不全の患者ではセボフルランを3％程度として，心拍や血圧のモニターを行うとともに，患児の様子を注意深く観察し，ルート確保に時間がかかるようなら亜酸化窒素を止めたり，セボフルランを下げたりすることを考慮する必要があります。ルートが確保されたら揮発性麻酔薬を中止し静脈麻酔に切り替えるというやり方がよりよいでしょう。

正解　1, 4

問2　麻酔導入後人工呼吸を開始した（圧調節換気：F_{IO_2} 0.21，PIP 12 cmH$_2$O，PEEP 3 cmH$_2$O，呼吸回数 20/分）ところ，経皮的酸素飽和度が97％から85％まで低下した。心拍数155/分，血圧54/32 mmHg。対応として間違っているのはどれか。

1. フェンタニル投与
2. 塩化カルシウム投与
3. 吸入酸素濃度の増加
4. 肺胞リクルートメント
5. 経食エコーでVSD観察

麻酔導入を乗り切ってライン確保が終わったらほっと一息つきたいところですが，VSD＋PHの症例ではシンプルなVSD症例よりもイベントが起こりやすいです。
ここでは麻酔導入後に酸素化が悪化した状況を想定して，病態の理解を深めましょう。
A先生，何が起こっていてどう対処したらいいか教えてもらえますか。

自発呼吸から人工呼吸に移行したことで無気肺が増えていると思います。肺胞リクルートメントをしてPEEPを調節します。

A先生

指導医 初期対応としてはよいでしょう。この症例は頻呼吸・陥没呼吸などの心不全症状が明らかなので，当然肺うっ血になっていることを考えておく必要があるので，生理的 PEEP では足りない可能性があります。典型的な例では人工呼吸器にのせてから酸素化が徐々に悪化するので PEEP を上げることを考慮しますが，高すぎる PEEP を設定した場合には逆に肺血管抵抗が増加してしまうので，適切な PEEP を設定する必要があります。
逆に適切な人工呼吸を行った場合は無気肺となっていた肺胞が開いてきて肺血管抵抗が下がってくることもあるので，この点にも注意を払う必要があります[2)]。
肺のコンディションだけを考えて対処するのは不十分です。B 先生，何かコメントはありますか。

この症例では術前から PH となっているので，麻酔中も PH が増悪する可能性を考えておく必要があると思います。肺のコンディションだけでなく，麻酔深度や血管内容量が適切かどうかも評価対象だと思います。 B 先生

指導医 そうですね。酸素化の悪化には換気の問題と血流の問題があることを忘れてはいけません。B 先生が指摘したように，PH の増悪を考える必要があります。TEE が利用できるなら VSD の血流を観察し，右左シャントになっていないかどうかを評価する必要があります。本来左右シャントとなる病態が右左シャントとなることをなんと呼びますか。

Eisenmenger 症候群です。 A 先生

指導医 正解です。ただ，多くの場合は右左シャントとなっても可逆性なので，治療によって改善します。A 先生が指摘したように肺のコンディションを整えることは重要です。HPV を起こすと肺血管抵抗が上昇するので，まず気管内吸引，肺胞リクルートメント，PEEP の設定をきちんと行うべきですね。それと同時に麻酔深度も適正に保つ必要があります。一般的には肺高血圧のリスク因子に入っていませんが，血管内容量にも注意を払いたいですね。血管内容量が減少した状況では身体全体の血管が収縮しやすいので，血管をなるべく開いて血管抵抗を下げるためには血管内容量を保ちつつ，心拍出量を維持することにも注意すべきです。

酸素化が比較的ゆっくり低下する場合は，まず肺のコンディション，麻酔深度，循環動態を適正に調整して，それでも酸素化が不安定になる場合にのみ，少量だけ吸入酸素濃度上げるという方法でよいでしょう。目安ではFiO_2で25〜30%程度です。

一方で，酸素化の低下が急激で程度が激しい場合はPHのクライシスとなっている可能性がありますから，酸素濃度を50〜100%まで一気に上げて酸素化を確保しつつ，他に疑わしい原因を対処するという順番になります。それはケースバイケースで判断する必要があります。

PH増悪の対処法について議論しましたが，もっとも大切なのは予防です。麻酔深度をしっかり保ち，また循環・呼吸管理を適切に行うために患者をよく観察し，素早く対応できるよう普段からトレーニングしておく必要があるでしょう。

麻酔深度をしっかり保つ意識を持つと，どうしても薬物の過量投与になってしまいがちで，早期抜管ができない恐れがありますが，どう考えたらいいですか。

早期抜管の話が出たので，術後管理についても考えてみましょう。
この症例では術前からPHがあるので，肺動脈が高い環境に順応してしまっているとういことに注意する必要があります。成人では高血圧の患者はストレス環境にあると血圧が明明に上昇するということはよく見かけられますが，これと同じようなことが肺動脈で起こると考えるとイメージしやすいと思います。すなわち，VSDが閉じられたからといってすぐにPHが治るわけではなく，PHを起こしやすい環境はそのままであると考えられるわけです。
術後にPHの増悪を予防するためにはどんな手段がありますか？

鎮静と一酸化窒素（NO）の吸入，ホスホジエステラーゼⅢ（PDⅢ）阻害薬の投与です。

指導医

そうですね。PHのハイリスク症例では予防的なNO吸入を考慮してもいいでしょう。文献的にもNOの吸入に関しては肯定的な報告が多いです。ただ，PDⅢ阻害薬の静脈内投与は理論的にはPHと心不全どちらにも有用で幅広く使われていますが，文献的には否定的な意見があることも知っておいてよいでしょう[3]。

鎮静に関しては正解なのですが，PHさえ増悪しなければ抜管したいので，鎮静を切っていくことも考えなければいけません。そのためには，利尿剤などで体液バランスをマイナスに管理し，肺うっ血を改善する必要があります。術前から肺うっ血が重症であった症例はしっかりと水を引いて肺のコンディションを改善して，肺血管抵抗を下げる必要があります。その際に注意すべき点として喀痰吸引があります。肺のコンディションをよくするために理学療法・喀痰吸引をしたくなりますが，安易に喀痰吸引をするとそれが刺激となってPHが増悪することがあります。喀痰吸引が必要かどうかは，聴診や人工呼吸器のグラフィックモニターから患児を診察しつつ慎重に決定すべきです。

結局，患児に優しい丁寧な管理を行うことに尽きると思います。

正解 2

参考文献

1) Alswang M, Friesen RH, Bangert P. Effect of preanesthetic medication on carbon dioxide tension in children with congenital heart disease. J Cardiothorac Vasc Anesth 1994 ; 8 : 415-9.
2) Hickey PR, Wessel DL. Anesthesia for treatment of congenital heart disease. In : Kaplan JA, Editor. Cardiac Anesthesia. Vol 2. 2nd ed. Orlando : Grune & Stratton ; 1987, p.635-723.
3) Brunner N, de Jesus Perez VA, Richter A, et al. Perioperative pharmacological management of pulmonary hypertensive crisis during congenital heart surgery. Pulm Circ 2014 ; 4 : 10-24.

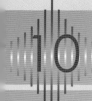

10 ファロー四徴症

水野 圭一郎

2カ月の男児。身長53 cm、体重5 kg。帝王切開で出生。心エコー検査でファロー四徴症（tetralogy of Fallot：TOF）が指摘された。他の合併症はなかった。SpO_2はルームエアで80％台、啼泣時にSpO_2が50％台となる低酸素発作がみられた。鎖骨下動脈肺動脈グラフト吻合術（modified Blalock-Taussig shunt：mBTS）が予定された。

問1 TOFの低酸素発作時に投与すべきものとして正しいのはどれか。

1. 酸素
2. 輸液
3. アトロピン
4. フェニレフリン
5. カルシウム
6. β遮断薬

指導医

A先生、心臓外科からTOFに対するmBTSの申し込みがあり、先生に麻酔をお願いしようと思います。TOFはどんな病気か、おさらいしてみましょう[1]。

TOFは先天性心疾患のおよそ1割を占める、代表的なチアノーゼ性心疾患です。心室中隔漏斗部の前方すなわち右室側への偏位による右室流出路狭窄（right ventricular outflow tract stenosis：RVOTS）に伴う①肺動脈狭窄と②右室肥大、さらに③心室中隔欠損（ventricular septal defect：VSD）と④大動脈騎乗が認められます。

A先生

指導医

そうですね。では注意すべき特徴的な症状は何ですか？

低酸素発作（tet spell）です。肺血流減少の原因となるRVOTSは、漏斗部、肺動脈弁、弁上の構造的な狭窄に加えて、漏斗部の筋攣縮によるダイナミックな狭窄の要素が含まれます。平常時の右左短絡によるチアノーゼに上乗せされる形で、肺血流減少と右左短絡増加を来す低酸素発作が起こる点が、他のチアノーゼ性心疾患と異なる点です。

A先生

指導医

ではB先生，低酸素発作はどのような時に起きますか？

B先生

はい，日常生活では哺乳や排便，啼泣などがきっかけになるといわれています。ですから周術期管理では麻酔導入時に泣かせないように気をつけなくてはいけません。さらに麻酔薬投与による血管拡張に伴う相対的血管内容量不足（静脈灌流量低下）から右室前負荷が減少してRVOTSを増強すること，体血管抵抗（systemic vascular resistance：SVR）低下や肺血管抵抗（pulmonary vascular resistance：PVR）上昇によって右左短絡が増加することにも注意が必要と思います。

指導医

そのとおりですが，逆に浅麻酔も手術刺激による交感神経緊張や内因性カテコールアミン遊離を十分に抑制できずRVOTSが増強することもあるので避けなくてはなりませんよ。心膜切開や大血管，特に肺動脈の剝離操作や血管カニュレーションなどの直接刺激，さらに外科操作に伴う心・大血管の圧迫がきっかけになることもあります。A先生，全身麻酔中に低酸素発作が起きた場合，最初に起きる変化は何でしょうか？

やはりSpO₂の低下ではないでしょうか。

A先生

指導医

まずET_{CO2}が低下し，遅れてSpO₂が低下します。一定の換気条件でET_{CO2}が低下し始めたら低酸素発作の前兆で，速やかに治療を開始します。回復する際もET_{CO2}の変化が最初に現れます。SpO₂の回復が遅れてもET_{CO2}が上昇すれば酸素化は必ず改善します。

ET_{CO2}は重要なモニターなのですね。

A先生

指導医

では低酸素発作にはどう対処しますか？

まず100％酸素を吸入します。ただ，肺血流が減少する発作が酸素投与単独で改善するとは考えにくいと思います。低酸素発作の契機にもよりますが，RVOTSを軽減する必要があります。興奮や浅麻酔の場合はオピオイド投与で十分な鎮静・麻酔を図ります。

A先生

指導医

容量不足も低酸素発作の要因となりますが，それに対してはどのように対応しますか？

血管確保後は最低でも 10 mL/kg/h で輸液を開始しますが，低酸素発作時はさらに細胞外液を 10～20 mL/kg ボーラス投与します。また，SVR 上昇をはかるためにフェニレフリン 5～10 μg/kg をボーラス投与，または 2～5 μg/kg/min で持続静注します。

 そのとおりです。しかし，それでも改善しない場合は，B 先生，どうしますか？

やはり β 遮断薬でしょうか？

 プロプラノロール 0.1 mg/kg 静注やエスモロール 0.5 mg/kg 静注が漏斗部攣縮の抑制に効果的です。作用時間が短いランジオロール 0.4 mg/kg の投与が低酸素発作に有効であった症例報告もあります[2]。

SVR 上昇を図る方法として腹部大動脈の圧迫や，開胸手術中では術者に大動脈を圧迫してもらう方法も効果があると聞きました。

 そうですね。早期の診断と治療が一般的になった今ではほとんど見ることがありませんが，未治療の TOF 幼児が運動後などに無意識にとる特徴的な姿勢として歴史的に有名な蹲踞（しゃがみこみ；squatting）と同じ機序ですね。さて，術前評価では何に注目しますか？

安静時の酸素飽和度に加えて哺乳児や啼泣時の酸素飽和度がわかれば参考にします。採血などのストレスがかかった状態の様子や，低酸素発作の頻度，症状，治療内容を確認します。鎮静下に検査や処置をしていれば，その際の投薬や観察記録も参考にします。低酸素発作の予防や治療で β 遮断薬が投与されている場合は，量と服用タイミングも確認します。

 A 先生，心臓形態や血行動態の評価はどうですか？

形態診断では VSD の位置と大きさ，肺動脈弁輪径，RVOTS の形態と程度，左室容積と心機能を中心に確認します。冠動脈の走行異常があると根治手術時の RVOT 再建に影響することがあります。大動脈弓から分岐する血管も確認して，mBTS 造設と同側の動脈カニュレーションを避けるなど，モニタリングの部位決定の参考にします。

 以上を踏まえて B 先生，術前指示はどのようにしますか？

B先生: 術前食事指示は標準的な指示，今回は 2 カ月乳児で水を飲まないので母乳を 4 時間前までとします。麻酔前投薬は不要と思いますが，もう少し年長児の場合は空腹や人見知りなどによる啼泣や興奮が低酸素発作を引き起こすリスクを考えて，上気道の開通性に問題がなければ麻酔前投薬としてトリクロフォス 0.8 mL/kg 経口投与，または添付文書の用法から外れますがミダゾラム 0.5 mg/kg 経口投与または注腸投与で鎮静を図ってもよいと思います。

指導医: 指示はそれだけでいいですか？

B先生: 鎮静を図る場合は，鎮静薬投与後から病棟でパルスオキシメータによるモニタリングを開始して手術室搬入まで継続すること，搬送中も含めて必要時に酸素投与やバッグマスク換気ができる準備を指示します。低酸素発作予防目的で投与されているカルテオロールは当日朝まで服用させます。

指導医: そうですね。経口摂取ができない時間が長引く場合，脱水は低酸素発作のリスクになるほか，血液濃縮による血栓塞栓のリスクも上昇するため，輸液を考慮します。激しく泣かせたくないので，可能なら外用局所麻酔剤のクリーム塗布やパッチ貼付によって血管確保時の疼痛緩和を図るのがよいでしょう。

正解　1, 2, 4, 6

問 2　mBTS 手術の麻酔管理について，正しいのはどれか。2 つ選べ。

1. 動脈ラインは短絡造設側に確保する
2. Hb が 8 g/dL の場合，輸血は必要ない
3. ケタミンは低酸素血症を悪化させない
4. 手術後は心臓の容量負荷が増加する
5. 手術後は拡張期血圧が上昇する

指導医: それでは，全身麻酔の導入について考えましょう。A 先生，導入はどのようにしますか？

静脈ラインが確保されていなければ，酸素とセボフルラン吸入による緩徐導入後に静脈ラインを確保，それからフェンタニルと筋弛緩薬を投与して十分な筋弛緩を得た後に気管挿管します。
A先生

指導医
気管挿管後はセボフルランを0.5～1％程度に下げるか中止するなど，高濃度のセボフルラン吸入を漫然と続けて体血管抵抗が下がりすぎないようにしましょう。SVRを維持できる点でケタミン投与も選択肢として考えられます。右左短絡があるため，静脈ラインから空気などの異物が混入すると体循環に入って塞栓を起こす危険があるので注意が必要です。B先生，動脈ラインを確保する際に気をつけることはありますか？

mBTSと同側の橈骨動脈は，手術操作で鎖骨下動脈や無名動脈を遮断すると圧波形がモニタリングできなくなるので，避ける必要があります。
B先生

指導医
シャント造設と対側の橈骨動脈のモニタリングが困難な場合は，下肢の動脈でもやむを得ません。術者に確認しましょう。今日の手術時の体位はどうなっていますか？

今日は仰臥位になっています。
A先生

指導医
アプローチは側臥位（側開胸）と仰臥位（胸骨正中切開）がありますが，最近では正中切開アプローチが増えているようです[3]。開胸手術は肺の圧迫によるA-aDO$_2$開大の要素も加わりますから，ベースラインの酸素化維持に加えて，低酸素発作にも対応しなくてはなりません。

先日肺動脈を遮断したら低酸素になってしまい維持するのが大変でした。
B先生

指導医
そうですね，まず試験的に肺動脈遮断して酸素化が維持できることを確認し，問題があれば術者に知らせて対応を協議することが大切です。肺動脈遮断に伴って十分な酸素化が維持できない場合は胸骨正中切開アプローチで人工心肺をスタンバイすることもあります。ところで，TOF患者にmBTSを造設すると心臓負荷は軽減するのでしょうか？

肺血流が増えて酸素化が改善するので，心臓は楽になるのではありませんか？
A先生

酸素化は改善しますが，左心室から拍出されて肺循環を経由して，左心房に戻って再び肺循環に入る血液が増える，つまり心臓が拍出しなくてはならない血液量が増えるので，心臓の容量負荷が増えるのではないでしょうか。

B先生

指導医

B先生の指摘のとおりです．拡張期血圧が低下して冠血流も不利な状態になります．シャント造設前は心収縮力増加がRVOTSを悪化させるためカテコールアミン投与を避けますが，増設後は十分な血圧維持が肺血流維持に必要で，左室容量負荷に対応するためにカテコールアミン投与が必要なことがあります．シャント造設までは酸素化維持のため高いF_{IO_2}が必要ですが，シャント開通により肺血流が一気に増加して左室容量負荷が増加しますので，これに対抗するためにF_{IO_2}を下げて過換気を避けるなど，シャント造設までとは反対にPVRを下げすぎない対応をします．なお，低酸素血症は改善しますが，心室レベルの右左短絡はそのままですから解消するわけではありません．

では貧血もよくないですね．

A先生

指導医

そのとおりです．酸素運搬には十分なヘモグロビン（Hb）濃度が欠かせません．Sp_{O_2}が80％でHb濃度が10 g/dLの動脈血酸素含量は，Sp_{O_2}が100％で8 g/dLのHb濃度の酸素含量に相当します．したがって，一般的な輸血トリガー値より高い値で輸血を開始します．明確な基準はありませんが，術直後は13〜15 g/dL程度にはしたいところです．

術前のHb値が高い場合は特に問題はないと考えてよいですか？

A先生

指導医

いいえ，高すぎるHb濃度（18 g/dL以上）は血液粘度が増加してシャント閉塞のリスクが高まります[4]．術前に高度の多血症を認める場合はシャント造設までにヘマトクリット値を45％以下に希釈することがシャント閉塞予防に有効とされています[5]．なお，施設により投与タイミングが異なりますが，シャント閉塞を予防するためにシャント造設時に抗凝固薬を投与します．

正解　3, 4

参考文献

1) Lell WA, Pearce FB. Tetralogy of Fallot. In：Lake CL, Booker PD, editor. Pediatric Cardiac Anesthesia. 4th ed. Philadelphia：Lippincott Williams & Wilkins；2005. p.344-53.
2) 大森亜紀，中畑克俊，山田　伸ほか．ファロー四徴症の anoxic spell にランジオロールが有効であった 1 例．日臨麻会誌 2005；25：662-5.
3) Talwar S, Kumar MV, Muthukkumaran S, et al. Is sternotomy superior to thoracotomy for modified Blalock-Taussig shunt? Interact Cardiovasc Thorac Surg 2014；18：371-5.
4) Vitanova K, Leopold C, Pabst von Ohain J, et al. Risk Factors for Failure of Systemic-to-Pulmonary Artery Shunts in Biventricular Circulation. Pediatr Cardiol 2018 May 14. doi：10.1007/s00246-018-1898-4.
5) Sahoo TK, Chauhan S, Sahu M, et al. Effects of hemodilution on outcome after modified Blalock-Taussig shunt operation in children with cyanotic congenital heart disease. J Cardiothorac Vasc Anesth 2007；21：179-83.

動脈管開存症

川瀬 宏和・岩崎 達雄

2カ月の女児。身長 36 cm，体重 1,460 g。妊娠 23 週 0 日に絨毛膜羊膜炎の診断で経腟分娩。出生体重 504 g。動脈管開存症（patent ductus arteriosus：PDA）に対しインダシン投与 3 クール行ったが，閉鎖せず，直視下結紮術が予定された。人工呼吸管理中。F_{IO_2} 0.3，PIP 18 cmH$_2$O，PEEP 6 cmH$_2$O，SIMV 10 回。

問 1 PDA について正しいのはどれか。2 つ選べ。

1. チアノーゼはみられない
2. 心不全症状を来すことはない
3. 先天性心疾患全体の約 1% を占める
4. 左心房と右心房の間に短絡が存在する
5. 幼児期以降ではカテーテル治療も可能である

指導医：PDA に対して動脈管の直視下結紮術の麻酔依頼がきました。PDA は低出生体重児の循環系の問題としてはとても頻度が高いです。A 先生，PDA がどんな疾患か知ってますか？

A 先生：はい，胎児循環の時に必要であった動脈管が出生後に閉鎖せず，大動脈から肺動脈へのシャントとして残っている左-右短絡疾患です。

指導医：そうですね。未熟児動脈管開存症の場合，そのほかの先天性心疾患の併存がなければチアノーゼはみられません。通常は出生後の動脈血酸素分圧の上昇や母体由来のプロスタグランディンの低下により，動脈管は収縮し閉鎖します。ところが低出生体重児の場合，それらの刺激に対する反応が低く PDA として残ることがあります。この患児はインドメタシンによる治療に反応が乏しく，今回直視下の結紮術が行われます。

指導医：A 先生，動脈管が残っていると，どのような症状が出るか分かりますか？

A 先生：はい。短絡血流量が増えると心不全症状が出ると思います。

指導医 そうですね。出生直後は肺血管抵抗が高いのですが，その後肺胞でのガス交換が改善してくると急激に肺血管抵抗が下がり，左-右の短絡血流量が増加します。その結果，左心系の容量負荷により心不全，肺うっ血，体循環不全を起こします。B先生，治療について何か知ってますか？

この間就学前の男の子がカテーテル室で治療を受けているのを見学しました。

B先生

指導医 最近では治療が進歩して，症状なくある程度の体格まで成長すればカテーテルによる血管内治療が可能です。

指導医 麻酔管理にあたって何か気をつける点はありますか？

血圧や心拍数など，バイタルサインの正常値が成人とは違うので注意が必要です。

A先生

指導医 B先生，小児，特に新生児，未熟児ではどれくらいまで低い血圧が許容されますか？

正常の新生児でさえ収縮期血圧が60〜80 mmHgくらいですから，もっと低くても大丈夫だと思います。

B先生

指導医 そうですね。極低出生体重児では，「在胎週数によらず平均血圧が30 mmHg未満を低血圧とする基準」や「平均血圧が在胎週数未満であれば低血圧とする基準」と言われていますが，超低出生体重児では低血圧や高血圧の定義はいまだ明らかではありません[1]。実際には血液ガス分析などをして乳酸値などを指標にします。

指導医 A先生，手術合併症が考えられますか？

誤って下行大動脈を結紮してしまうことがあります。

A先生

指導医 低出生体重児のPDAは太くて，外科の先生が直視しても区別がつかず間違えてしまうこともあるんです。それを避けるために上肢と下肢で経皮的酸素飽和度を測定し拍動を確認していますよ。

間違えて下行大動脈を結紮すれば下肢の拍動がなくなるということですね。

B先生

先天性心疾患は理解が難しく，麻酔管理も安全域が狭くてとても苦手です……。
A先生

指導医
最初のうちはみんなそうです。特に患児が小さければ小さいほど，呼吸や循環の予備力も少なくて怖いですよね。実際に私もこれまで何度も怖い思いをしました。しかし，管理のポイントをおさえて経験を積んで慣れていけば，しっかりとした麻酔管理ができるようになります。先天性心疾患患児の重要な管理のポイントは，1つはチアノーゼがあるかないか，もう1つは肺血流が多いか，少ないかです。もちろんすべてがこれだけでは解決しませんが，この2点をおさえることで随分考えやすくなります。A先生もう一度この患児の血行動態を説明してください。

患児は，左-右短絡疾患ですから，チアノーゼはありません。肺血流は左-右短絡の血流により増加していると思います。
卵円孔開存もあると，さらに肺血流は増加します。
A先生

指導医
そのとおりです。B先生，血行動態を踏まえて麻酔管理のポイントは何ですか？

この患児には動脈管を結紮する前に肺血流を増加させないような呼吸・循環管理が必要です。吸入酸素濃度はできる限り低くして，血液中の二酸化炭素分圧は正常より少し高めで管理します。
B先生

指導医
吸入酸素濃度を低く，二酸化炭素分圧を高めに保つのが重要ですね。血液の粘稠性を高めるため必要に応じて輸血しヘマトクリット値を高くします。末梢血管抵抗が上昇するとシャント血流量が増加するので浅麻酔も避けなければなりません。

正解　1, 5

81

問 2 低出生体重児について正しいのはどれか。2 つ選べ。

1. この児は極低出生体重児である
2. 造血能は問題なく貧血はみられない
3. インドメタシンは壊死性腸炎の原因になる
4. 生後の酸素投与は未熟児網膜症の原因の 1 つである
5. 未熟児無呼吸発作とは 10 秒以上持続する呼吸停止である

指導医

今回の麻酔のポイントのもう 1 つは，患児の出生体重が 504 g で超低出生体重児だということです。低出生体重児は極端な低体重と，多くは早産児であるために各臓器の構造や機能の成熟が不十分で特別な注意が必要です。

生後 2 カ月とはいえ，まだ体重は 1,460 g ですね。

A 先生

指導医

そうです。まだまだ NICU での集中治療管理が必要です。NICU での子どもたちの管理は新生児科の先生がされていますから，術前診察で患児の問題点を把握するには新生児科の先生と綿密に連絡を取りましょう。低出生体重児に特有の問題点を挙げられますか？

呼吸窮迫症候群とか，未熟児網膜症とかでしょうか[2]。

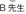
B 先生

指導医

いいですね。未熟児網膜症を避けるためには，高濃度酸素吸入は避け SpO_2 は 90〜95％を目標にするのがよいでしょう。他には何かありますか？

今回の手術の対象疾患である未熟児動脈管開存症もそうですか？

A 先生

指導医

そのとおりです。また呼吸器系では，呼吸窮迫症候群のほか，未熟児無呼吸発作，慢性肺疾患（chronic lung disease：CLD）などが挙げられます[2]。未熟児無呼吸発作は「20 秒以上持続する呼吸停止，あるいは，20 秒未満であっても徐脈やチアノーゼを伴う呼吸停止」と定義されています。受胎後 45〜60 週までは術後無呼吸発作のリスクが高くなると考えられるので，抜管の際には配慮が必要です。

小児科病棟では，低出生体重児で CLD のため在宅酸素療法を導入されている患者さんがおられました。

B 先生

指導医

そのほか，消化器系では，出生時の循環不全や PDA に対するインドメタシン治療，PDA そのものによる循環不全は腸の虚血を引き起こし，壊死性腸炎（necrotizing enterocolitis：NEC）を発症することがあります[2]。血液・凝固系では，造血能は低く未熟児貧血が起こり，高度の場合には赤血球輸血が必要になります。

未熟児は術前に起こり得る問題がたくさんありますね。

A 先生

指導医

まだまだあります。神経系では，脳室内出血，脳室周囲白質軟化症の既往も確認しておく必要があります。その発症予防には循環動態の急激な変化を避け，過換気にならないように管理しましょう。あと，感染の既往も確認しましょう。早産児では母親からの移行抗体は十分ではなく，腸管や気管支粘膜での IgA，IgM の産生も不十分で，かつ，細胞性免疫機能も低く，易感染性で急速に重症化しやすいといえます[2]。

カルテをしっかりチェックして，新生児科の主治医の先生によく話をうかがっておきます。

B 先生

指導医

新生児の麻酔では，妊娠分娩経過，先天性疾患の有無を確認し，患児に合う気管チューブ・麻酔回路を選択し，輸液・薬物投与は新生児の特殊性と病態を十分に理解して麻酔に臨んでください。また術者と十分な打ち合わせをしておくことも重要です[3]。

具体的にはどんな麻酔方法がよいのでしょうか？

A 先生

指導医

十分な鎮痛を得るためのオピオイド主体の麻酔がよいです。不動化のための筋弛緩薬と必要に応じて吸入麻酔薬あるいは静脈鎮静薬を併用します[4]。あと，新生児は気管が短いですから事故抜去や片肺挿管には十分注意しましょう。

正解　3，4

問3 手術中の体温管理のため行うべきものはどれか。3つ選べ。

1. 吸入気を加温・加湿する
2. 輸液製剤は常温のものを使用する
3. 手術室内の温度を22℃に設定する
4. 温風もしくは温水マットレスを使用する
5. 手術に影響しない範囲で身体をラッピングする

指導医　新生児の麻酔管理で特に気をつけることはありますか？

A先生　体温管理が重要です。ほかの患児と比べて，体温調節機能が未熟で環境温度の影響を受けやすいため，低体温，高体温になりやすいです。

指導医　そうですね。特に低出生体重児や早産児は，皮下脂肪が少なく相対的な体表面積が大きいこと，細胞外液の割合が大きいこと，褐色脂肪細胞やエネルギーの蓄積が少ないことなどから環境温の影響を受けやすいと考えられます。
安全な麻酔管理のためには呼吸管理，循環管理に加えて，代謝管理も重要です。全身麻酔によって体温変動に対する代償機構の発現閾値，特に寒冷反応閾値が著明に低下します。

A先生　全身麻酔では，低体温になりやすいということですね。

指導医　成人ではシバリングによる熱産生が主ですが，小児，特に新生児・乳児は褐色細胞の働きによる非シバリング熱産生と末梢血管の収縮による熱喪失の防止で体温を調節します。この場合，熱産生の効率は悪く熱の喪失は多いので容易に低体温，末梢循環不全になります。

A先生　成人と小児では熱産生のメカニズムが違うんですね。

指導医　1歳になるころに非シバリング熱産生の重要性が急速に減少し，それに代わってシバリングによる熱産生の効果が大きくなってきます。低体温により起こる合併症はどのようなものですか？

B先生　徐脈でしょうか。

指導医 そうですね。伝導系抑制による不整脈，徐脈が起きます。また低血圧，相対的な循環血液量の低下，凝固障害などが起こります。低体温が高度になると，心筋の感受性が亢進し心室細動を起こしやすくなります。呼吸窮迫症候群の早産児などで呼吸不全のある新生児では，寒冷ストレスの結果，組織低酸素血症および神経傷害も起こることがあります。低血糖，代謝性アシドーシス，さらに死に至ることさえあり得ます。

A先生 全身麻酔中の体温管理はとても重要なんですね。この患児の低体温を避けるためにはどうしたらよいですか？

指導医 可能な限りすべての処置を行いましょう。B先生，なにか思いつきますか？

B先生 まず手術室を温かくします。掛け物をして可能な限り体温の喪失を防ぎます。あとは温めた輸液を使用し，温風マットを敷きます[5]。

指導医 いいですね。まだまだできることはありますよ。吸入気の加温・加湿はとても重要です。また手術部位の邪魔にならない範囲で頭，体幹，四肢をラッピングします。消毒液や洗浄水は加温したものを使用してもらいましょう。術前・術後の患児搬送には加温した保育器を使用します[5]。あんまりやりすぎると体温が上昇しすぎて困ることがあるので，常に体温をモニタリングして適宜調整しましょう。

正解　1, 4, 5

参考文献

1) 豊島勝昭，田仲健一．低出生体重児の血圧とPDAの最新管理．小児臨 2012；9：1503-10.
2) 佐藤拓代．低出生体重児保健指導マニュアル〜小さく生まれた赤ちゃんの地域支援〜．2012．https://www.mhlw.go.jp/seisakunitsuite/bunya/kodomo/kodomo_kosodate/boshi-hoken/dl/kenkou-0314c.pdf
3) 川名　信．新生児の麻酔．日臨麻会誌 2008；28：564-72.
4) 関島千尋，蔵谷紀文．新生児の麻酔—最新のトピックス．日臨麻会誌 2014；34：745-9.
5) Davis PJ, Cladis FP. Chapter 24 Anesthesia for General Surgery in the Neonate. Smith's Anesthesia for Infants and Children, 9th edition. Philadelphia：Elsevier；2016, p.571-616.

頭蓋骨早期癒合症

遠山 悟史

1歳2カ月の男児。身長65 cm，体重9.5 kg。37週2日で出生し，顔貌からクルーゾン症候群が疑われ，その後確定診断がついた。顔面は中央陥凹があり眼球突出が著明である。6カ月時に水頭症に対して脳室-腹腔内シャントが実施されている。麻酔記録上はマスク換気，気管挿管とも容易であった。今回は矢状縫合，冠状縫合，前頭縫合の早期癒合症があり開溝術による頭蓋骨拡張術が予定された。検査データはHb 11.6 g/dL，ヘマトクリット38%，血小板16.8万/μL，PT 12秒，APTT 39秒，PT-INR 1.02，FDP<2μg/mLであった。

問1 術前評価について正しいのはどれか。2つ選べ。

1. 麻酔歴から気道確保に問題ない
2. 夜間のいびきや無呼吸を評価する
3. 頭蓋内圧亢進症状を評価する
4. 心血管系の評価は不要である
5. 輸血製剤の用意は不要である

指導医: A先生，今度クルーゾン症候群の患者さんの頭蓋開溝術の麻酔を担当してもらいます。クルーゾン症候群とはどんな病気か知っていますか？

A先生: はい，頭蓋骨縫合早期癒合症は頭蓋縫合の早期癒合により頭蓋の発育が制限され，頭蓋の変形や狭小化を来す疾患です。頭蓋縫合だけの異常の非症候群性と頭蓋縫合のほかに顔面骨や四肢の発育障害を合併する症候群性に分類されますが，クルーゾン症候群は症候群性の代表的疾患です。

指導医: どのような特徴が認められますか？

A先生: 頭蓋早期縫合による頭蓋の変形のほか，上顎骨低形成による下顎前突や浅い眼窩による眼球突出などを認めます。

指導医　そうですね，クルーゾン症候群では両側冠状縫合の癒合がもっとも多いですが，矢状縫合やラムダ縫合が癒合することもあります。線維芽細胞増殖因子受容体2型遺伝子（FGFR2）の変異により発症するとされています[1]。似たような症候群にアペール症候群がありますが，こちらもFGFR2の変異で発症するとされていますが，頭蓋の変形のほか眼球突出や眼間解離，耳介低位などの顔面奇形，対称性の骨性合指趾を伴います[1]。

顔面奇形があるとマスク換気や気管挿管といった気道管理が難しそうですね。

A先生

でも以前の麻酔で気道確保は問題なかったので今回は特に心配しなくてもよいのではないですか？

B先生

指導医　そうですか？　過去の麻酔記録は気道確保困難を予測するのには重要な情報源ですが，頭蓋変形や顔面奇形は成長によって変化しますから，前回問題なくても今回は難しい可能性もあります。ですから，気道確保困難に備えて複数の気道確保手段を準備しておく必要があります。それでは，B先生，そのほかに注意しなければならないことは何ですか？

頭蓋内腔の狭小化による静脈還流障害や合併する水頭症による頭蓋内圧亢進症です。具体的には大泉門の膨隆やうっ血乳頭・視神経萎縮などを認めます。

B先生

指導医　そうですね。A先生，それ以外どうですか？

顔面の解剖学的異常がありますから，上気道や咽頭部の狭窄を来し睡眠時無呼吸症候群が問題となりそうです。
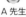
A先生

指導医　そうですね。気道閉塞の程度はさまざまですが，症候群性では50～70％に閉塞性睡眠時無呼吸症候群が合併するといわれています[1,2]。上気道閉塞が重度な場合，経鼻エアウェイの使用や非侵襲的陽圧換気による人工呼吸管理が行われていることもあります。また，閉塞性睡眠時無呼吸だけでなく，中枢性睡眠時無呼吸を合併することもあります。

術前訪問で夜間のいびきや無呼吸の有無を確認します。

A先生

ところでクルーゾン症候群は頭蓋や顔面の奇形が基本ですから，循環管理は通常通りと考えてよいでしょうか？

B先生

コラム1
Ｔ＆Ｓ（タイプアンドスクリーン）による輸血の準備

　輸血用血液製剤を無駄にせずに輸血業務を効率的に行うために，出血量が少なく術中輸血の可能性があまりないことが予測される待機的手術例に対する輸血用血液製剤の準備方法のひとつで，1976年にBoralらによって提唱された[8]。

　患者のABO血液型，Rh_0（D）抗原および臨床的に意義のある不規則抗体の有無をあらかじめ検査し，Rh_0（D）抗原陽性で不規則抗体が陰性の場合は事前に交差適合試験済みの血液を準備しないで手術を行う。もし，緊急に輸血が必要となった場合には，輸血用血液製剤のオモテ検査によりABO同型血であることを確認して輸血するか，生理食塩液法（迅速法）による主試験が適合の輸血用血液製剤を輸血する。

指導医 ― A先生，どう思いますか？

重症の閉塞性睡眠時無呼吸症候群を合併している場合には，それに伴い肺高血圧症を合併している可能性もあると思います。

A先生

指導医 ― そうですね。重度の気道閉塞がある場合，肺高血圧症を合併しているかもしれません。先天性心疾患が指摘されていなければ心血管系に問題がない，というわけではありません。

そうすると，胸部X線でも心拡大があれば要注意ですし，心臓超音波検査で肺高血圧症の有無を確認する必要もあると思います。

B先生

指導医 ― A先生，この症例は術前に貧血や止血機能異常を認めていませんが，輸血はオーダーされていますか？

まだ確認していませんが，骨切り術になりますので輸血の準備は必要かと思います。

A先生

指導医 ― 以前は大量出血して輸血を必要とすることが多かったのですが[3-5]，近年，内視鏡補助下に行われるようになってから出血量はかなり減少しました[5-7]。しかし，出血量が多くなることもありますので，全例に少なくともＴ＆Ｓによる輸血の準備（コラム1）[8]は必要です。

正解　2, 3

問 2　術中管理について正しいのはどれか。2つ選べ。

1. 手術中の気道トラブルは少ない
2. 静脈路カテーテルを複数留置する
3. 観血的動脈圧測定は不要である
4. 呼気 CO_2 濃度変化に注意する
5. 手術後管理は一般病棟で行う

指導医

A 先生，頭蓋開溝術に対する麻酔管理上で問題となることには何がありますか？

先ほど挙がりました気道確保と出血です。

A 先生

指導医

それ以外には体位，空気塞栓，体温管理などの問題があります。それでは，ひとつずつ考えていきましょう。A 先生，体位についてはどうでしょうか。

頭蓋縫合の早期癒合がどこで生じているかによって異なると思います。

A 先生

指導医

そうですね，基本的には前頭縫合や冠状縫合の早期癒合に対する頭蓋開溝術は仰臥位で行われ，矢状縫合やラムダ縫合の早期癒合に対する頭蓋開溝術は腹臥位で行われます。特に腹臥位の場合ですが，頸部を後屈したスフィンクス体位のように頸部の伸展や屈曲を必要とする場合があり，事故抜管や気管チューブの位置異常・閉塞による換気不全に注意する必要があります。

では覆布がかかる前に気管チューブの固定や人工呼吸回路の固定をしっかりと確認しなければいけませんね。

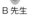
B 先生

指導医

そうです。術中はチューブへのアクセスはほとんどできないと考えてください。鼻腔狭窄がない症例では経口挿管よりも経鼻挿管の方が固定性はよいですよ。また，過度の頸部の伸展や屈曲により静脈還流が障害され，術野での出血の増加や頭蓋内圧亢進，口腔・咽頭の浮腫などが起こる可能性もあることに注意が必要です。

表1―小児の維持輸液量（Holliday-Segarの4-2-1ルール）

体重	時間当たりの維持輸液量
<10 kg	4 mL/kg
10-20 kg	2 mL/(体重－10) kg＋40 mL
>20 kg	1 mL/(体重－10) kg＋60 mL

(Holliday MA, Segar WE. The maintenance need for water in parenteral fluid therapy. Pediatrics 1957 ; 19 : 823-32 より引用)

A先生：乳幼児での事故抜管は対応が難しそうですし，すぐに低酸素血症になりそうですね。

指導医：そうですね，過去にも事故抜管の報告はあります。次に術中の輸液の管理についてはいかがでしょうか。

A先生：基本的にはブドウ糖入りの等張液を用います。輸液量過多は避け，出血に対して適宜補液し，必要があれば輸血することになります。静脈路を2本は確保しておきたいです。また，出血量が多くなれば血行動態が不安定になりますし，Hb値も適宜チェックしたいので，できれば観血的動脈圧ラインも確保したいです。

指導医：そうですね，確実な2本以上の静脈路を確保します。1本は維持液用のライン，もう1本は輸血用のラインとなるかと思います。小児の術中維持液としては，1〜2.5%ブドウ糖含有等張液を使用することが推奨されています。術前の水分欠乏量を最初に補充する必要はありますが，維持液量としては4-2-1ルール（表1）[9]に従うとすると本症例ではおよそ40 mL/hとなりますし，ドイツの輸液ガイドライン[10]によると水分欠乏量を考慮に入れずに10 mL/kg/hを基本維持液量として適宜輸液負荷を行うことになりますが，頭蓋開溝術では広範な頭皮の剝離があるため，不感蒸泄が多く意外と輸液を必要とします。それでは，輸血のタイミングについてはいかがですか？

A先生：本術式は出血量が多いことが問題のひとつですので，術中のHb値やバイタルサインを指標に輸血を行う必要があるかと思います。

指導医：どのくらいのHb値になったら輸血を考慮しますか？

A先生：成人と同じくらいの値でよいのではないでしょうか？

指導医

健常小児における術中の輸血をするための目標値に関してははっきりとしたエビデンスは乏しいですが，ヨーロッパ麻酔学会による周術期大量出血に対するガイドラインでは，未熟児やチアノーゼ性疾患を呈する新生児を除いた小児では，Hb 値 7〜9 g/dL を濃厚赤血球製剤の輸血目標値とするとされています[11]。また，頭蓋開溝術では，骨切り部分からの出血だけでなく広範な頭皮の剥離に伴う出血も持続的に認められるため，これまでの報告によると体重当たりおよそ 60 mL/kg 以上の出血が見込まれています[3,4]。

そんなに出るのですか？

A 先生

指導医

そうですよ．少なくとも循環血液量以上の出血を認める場合には新鮮凍結血漿の輸血も考慮しなければなりません．エビデンスレベルは低いですが，術中のトラネキサム酸の投与が出血量の減少に有効との報告もあります[3,4]．ただし，近年，内視鏡補助下に頭蓋開溝術が行われる場合は出血量はかなり減少しており，輸血を必要としない症例も多くなっています[5-7]．それでも，頭蓋開溝術ではある程度の出血は見込まれると考えて麻酔管理を行った方がよいですね．

小児の脳外科手術の出血のカウントは覆布への吸収や洗浄液による希釈などにより看護師からの出血量カウントの信頼性は乏しいように思うのですが？

B 先生

指導医

そうですね，正確な出血量の計測は困難なことが多いです．そのため思っているよりも循環血液量が減少していることもあります．それでは B 先生，循環血液量の適正化について何か指標がありますか？

小児での脈波解析による循環血液量の是正についてはあまり聞いたことがないので，Hb 値やバイタルサインの変化を中心に輸液量や輸血量を決定すると思います．

B 先生

指導医

そうですね，小児でも 1 回拍出量変動を用いることは有用である可能性が指摘されていますが，成人のように輸液負荷のカットオフ値は分かっていません[12,13]．Hb 値やバイタルサインを指標にするのが現実的です．また，小児麻酔では，術中の制限輸液が心拍数の増加や血液ガス上の BE の悪化と関連するという報告[14]もあるため，極端に輸液を制限することは好ましくないでしょう．

そうすると，観血的動脈圧ラインはあった方がよさそうですね．

B 先生

指導医　今回は動脈ラインを確保しましょう。この手術は頭高位が基本で，術野が心臓より高い位置にあり，出血部位が広範であるということは，空気塞栓のリスクがありますね。B先生，空気塞栓にはどのような症状がありますか？

静脈内に混入した空気の量が多い場合は肺梗塞や右心不全，低酸素血症，卵円孔開存などの心内シャントがある場合には脳梗塞などを起こす可能性があると思います。B先生

指導医　では空気塞栓はどのように診断しますか？

呼気二酸化炭素濃度の急激な低下と血圧低下を認めた場合は空気塞栓を考えます。A先生

指導医　では治療はどうしますか？

頭高位を戻したり，PEEPをかけたり，術野を生理食塩水で浸したりします。血圧低下が強い場合には血管作動薬の使用も必要となります。A先生

指導医　そうですね。いきなりベッドを動かすわけにいきませんから，まず術者に空気が入ったことを伝えなければなりません。術野を押さえるのも術者にお願いします。内視鏡補助下の開溝術では，出血が少ないだけでなく空気塞栓も少ないと報告されています[5-7,15]。そのため，最近の報告では，内視鏡補助下の開溝術の場合は観血的動脈圧ラインの確保は必須ではないとの記載[16]もありますが，総合的に判断すると確保しておいた方がよさそうですね。それでは，術後はどうしますか？

頭頸部の奇形があり，輸液や輸血量が多くなる手術ですので，抜管には注意が必要で，術後は集中治療室での管理が望ましいと思います。A先生

指導医　そうですね。術後には気道閉塞の危険性があり抜管には注意が必要です。特に手術範囲の広い症例，体重が10 kg未満の症例，麻酔・手術時間の長かった症例，術前に閉塞性睡眠時無呼吸を認めた症例では注意が必要です[17]。また，骨切り術は術後痛が強いので，アセトアミノフェンやオピオイドを用いた自己調節鎮痛法（patient-controlled analgesia：PCA）などを組み合わせたマルチモーダルな疼痛管理が必要です。

正解　2, 4

参考文献

1) Thomas K, Hughes C, Johnson D, et al. Anesthesia for surgery related to craniosynostosis : a review. Part 1. Paediatr Anaesth 2012 ; 22 : 1033-41.
2) Al-Saleh S, Riekstins A, Forrest CR, et al. Sleep-related disordered breathing in children with syndromic craniosynostosis. J Craniomaxillofac Surg 2011 ; 39 : 153-7.
3) Dadure C, Sauter M, Bringuler S, et al. Intraoperative tranexamic acid reduces blood transfusion in children undergoing craniosynostosis surgery. Anesthesiology 2011 ; 114 : 856-61.
4) Goobie SM, Meier PM, Pereira LM, et al. Efficacy of tranexamic acid in pediatric craniosynostosis surgery. Anesthesiology 2011 ; 114 : 862-71.
5) Thompson DR, Zurakowski D, Haberkern CM, et al. Endoscopic versus open repair for craniosynostosis in infants using propensity score matching to compare outcomes : a multicenter study from the pediatric craniofacial collaborative group. Anesth Analg 2018 ; 126 : 968-75.
6) Meier PM, Goobie SM, DiNardo JA, et al. Endoscopic strip craniectomy in early infancy : the initial five years of anesthesia experience. Anesth Analg 2011 ; 112 : 407-14.
7) Arts S, Delye H, van Lindert EJ, et al. Evaluation of anesthesia in endoscopic strip craniectomy : a review of 121 patients. Pediatr Anesth 2018 (in press).
8) Boral LI, Henry JB. The type and screen : a safe alternative and supplement in selected surgical procedures. Transfusion 1977 ; 17 : 163-8.
9) Holliday MA, Segar WE. The maintenance need for water in parenteral fluid therapy. Pediatrics 1957 ; 19 : 823-32.
10) Sümpelmann R, Becke K, Brenner S, et al. Perioperative intravenous fluid therapy in children : guidelines from the Association of the Scientific Medical Societies in Germany. Paediatr Anaesth 2017 ; 27 : 10-8.
11) Kozek-Langenecker SA, Ahmed AB, Afshari A, et al. Management of severe perioperative bleeding : guidelines from the European Society of Anaesthesiology : First update 2016. Eur J Anaesthesiol 2017 ; 34 : 332-95.
12) Tadokoro T, Kakinohana M, Fukumoto C, et al. Usefulness of stroke volume variation to assess blood volume during blood removal for autologous blood transfusion in pediatric patients. Paediatr Anaesth 2016 ; 26 : 300-6.
13) Yi L, Liu Z, Qiao L, et al. Does stroke volume variation predict fluid responsiveness in children : A systemic review and meta-analysis. PLos One 2017 ; 12 : e0177590.
14) Mandee S, Butmangkun W, Aroonpruksakul N, et al. Effects of a restrictive fluid regimen in pediatric patients undergoing major abdominal surgery. Paediatr Anaesth 2015 ; 25 : 530-7.
15) Tobias JD, Johnson JO, Jimenez DF, et al. Venous air embolism during endoscopic strip craniectomy for repair of craniosynostosis in infants. Anesthesiology 2001 ; 93 : 340-2.
16) Meier PM, Guzman R, Erb TO. Endoscopic pediatric neurosurgery : implications for

anesthesia. Paediatr Anaesth 2014 ; 24 : 668-77.
17) Goobie SM, Zurakowski D, Proctor MR, et al. Predictors of clinically significant postoperative events after open craniosynostosis surgery. Anesthesiology 2015 ; 122 : 1021-32.

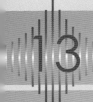

アデノイド・扁桃摘出

諏訪 まゆみ

7歳の女児。身長115 cm，体重19 kg。いびき，睡眠時無呼吸を訴え来院した。検査により睡眠時 Sp_{O_2} は最低48％であった。CPAPを試みたが，苦しさを訴え中止した。鎮静して内視鏡検査したところ，吸気時にアデノイド・口蓋扁桃の為に中咽頭レベルでの閉塞が認められ，アデノイド・口蓋扁桃摘出が予定された。

問1　扁桃について正しいのはどれか。2つ選べ。

1. 口蓋扁桃・咽頭扁桃は1歳ごろに最も肥大する
2. 扁桃肥大でいびき・多動症・日中の傾眠がみられる
3. 扁桃肥大の合併症で，中耳炎や難聴はまれである
4. 無呼吸低呼吸指数（apnea hypopnea index：AHI）5は重症である
5. 咽頭扁桃は後鼻鏡やファイバーで観察可能である

指導医：明日，7歳の咽頭扁桃・口蓋扁桃摘出手術がありますので一緒に勉強しましょう。この子はいびきと睡眠時無呼吸を主訴に受診しました。子どもでいびきがある場合，どのような原因を思いつきますか？

A先生：7歳といえば，口蓋扁桃が大きくなる時期だと思います。アデノイドだったかもしれません。

指導医：そうですね。口蓋扁桃・咽頭扁桃（アデノイド）は年齢によって生理的肥大がありますね（図1）。だいたい口蓋扁桃は通常2〜3歳から生理的肥大がみられ7〜8歳くらいでピークとなります。咽頭扁桃は出生時にはほとんど存在せず，6〜7歳をピークとする生理的肥大がみられます[1]。

指導医：では，B先生，口蓋扁桃・咽頭扁桃（アデノイド）摘出予定患者の気道をどのように評価しますか？

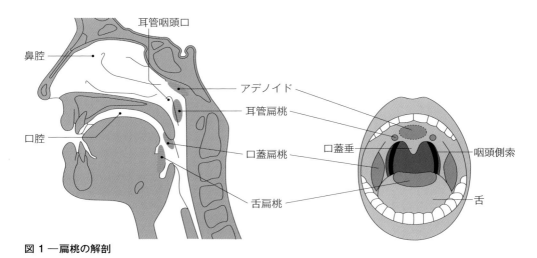

図1 — 扁桃の解剖

B先生

まず、口腔内の観察と呼吸パターンの観察や聴診を行います。X線検査もします。呼吸パターンを見れば胸郭運動はあるのに気道が開通していないなど、閉塞起点が分かるかもしれません。それにしても、自然に寝ているところを観察しなければならないですよね。

指導医

口腔内の診察は必須ですね。咽頭扁桃は耳鼻科でファイバーや後鼻鏡で診察されていると思いますが、後鼻鏡があれば観察してみましょう（図2）。口蓋扁桃におけるBrodsky分類やMackenzie分類は、大きさを示す分類であるため、X線や内視鏡などの所見と併せて評価する必要があります[2]（表1）。覚醒時の診察や検査をしたら、あとは、睡眠時の観察もしたいですね。どんな診察や検査をしますか？

B先生

やはり、呼吸パターンを見て、聴診もしたいです。あと、血液ガスを見たいです。

指導医

なるほど。高二酸化炭素血症になってないかを見たいのですね。しかし、小児では血液ガスの採血が難しいかもしれません。そういう時は、呼気の二酸化炭素濃度も含めて総合的に評価する方法があります。A先生、どんな検査か知っていますか？

簡易式アプノモニターで検査します。

A先生

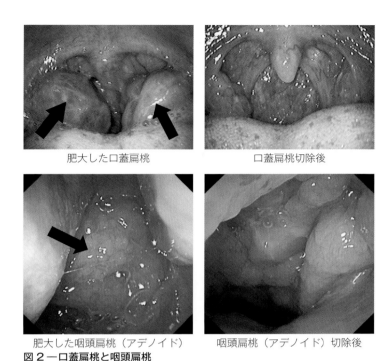

肥大した口蓋扁桃　　　　　口蓋扁桃切除後

肥大した咽頭扁桃（アデノイド）　咽頭扁桃（アデノイド）切除後

図2―口蓋扁桃と咽頭扁桃
（静岡こども病院耳鼻咽喉科　橋本亜矢子先生提供）

表1―扁桃肥大の分類法（Brodsky分類とMackenzie分類）

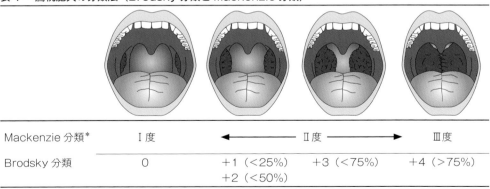

Mackenzie分類*	Ⅰ度	←――― Ⅱ度 ―――→		Ⅲ度
Brodsky分類	0	+1（<25%） +2（<50%）	+3（<75%）	+4（>75%）

＊Mackenzieが扁桃肥大の概念提唱したのちに山本が肥大度を分類したものであり，その名称には異論がある．
（安達美佳，鈴木雅明．扁桃と睡眠時無呼吸症候群．こどもの上手な診かた．耳喉頭頸 2017；89：134-9，
切替一郎．新耳鼻咽喉科学　第11版．東京：南山堂；2013，p.440，
Brodsky L, Moore L, Stanievich J. The role of Haemophilus influenzae in the pathogenesis of tonsillar hypertrophy in children. Laryngoscope 1988；98：1055-60 より引用）

表2—AHI；1時間あたりの無呼吸と低呼吸を合わせた回数

	成人	小児
軽症	5～15	1～5
中等度	15～30	5～10
重症	30～	10～

そうですね。睡眠時無呼吸の検査には家庭でも可能な簡易式のアプノモニターと，入院しての脳波検査など含むポリソムノグラフィがありますね。AHI が睡眠時無呼吸の程度の指標になります（表2）。この検査のための一泊入院時は，覚醒時および睡眠時のとても有用な呼吸観察の機会です。これらを総合的に術前判断して，呼吸の評価を行いましょう。
Brodsky 分類の +3，+4 が手術適応となりますが，重症度による手術適応の基準はいまだ定まったものがないようです。

正解　2，5

問2　口蓋扁桃・咽頭扁桃（アデノイド）摘出の麻酔で正しいのはどれか。2つ選べ。

1. 気道閉塞を起すので前投薬は禁忌である
2. 気管挿管困難例が多く注意が必要である
3. 麻酔導入時には喉頭痙攣に注意する
4. 無呼吸例も鎮痛にオピオイドを投与する
5. 術後 7 日前後に起る術後出血はまれである

では麻酔計画を立てましょう。B先生，患児は不安が強いようですが，前投薬はどうしますか？

無呼吸が起きたら困るので，前投薬はしない方が安心かと思いますが，大泣きしてくるのも問題です。

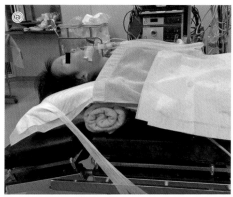

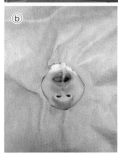 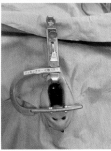 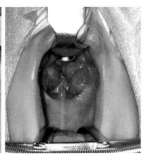

図3―扁桃摘出術の体位と開口器
a．扁桃摘出術の体位：RAEチューブで呼吸管理をして，肩枕を入れた頸頭部後屈位．
b．開口器（開口器をかける前，開口器かけた後，口蓋扁桃の見え方）

指導医

そうですね。しゃくりあげて気道のスパスムを誘発したり，鼻が詰まったり，分泌物増加によりさらにマスク換気が困難になるなど，麻酔導入時の気道管理が難しくなります。なによりも，その精神的ストレスが術後にトラウマとなってはいけません。7歳くらいの年長児であれば，術前の丁寧なプレパレーションはとても有効でしょう。しかし年少児やどうしても怖がりな年長児では，通常の半量程度に減量した前投薬が必要となることもあります。前投薬を投薬する場合は，呼吸のモニタリングが必要ですね[3]。上気道開通性が悪い可能性がありますので，年長児で末梢静脈路確保に協力が得られるようなら，急速導入がよいでしょう。
では，A先生，手術の体位や方法について知っていますか？

もちろんです。仰臥位で開口器をかけて，最近は焼いて取ると聞きました。

A先生

指導医: そうですね．ドレーピングして開口器をかけるので挿管チューブはRAEチューブを正中固定しましょう（図3）．血液などの垂れ込みを防止するためにもカフ付きがよいです．挿管チューブは，開口器によって深く押されたり，反対に頸部後屈体位で浅くなるので細心の注意を払いましょう．

A先生: 術後の出血は抜管後の気道障害に直結するので注意が必要ですよね．術後出血時期が二峰性と勉強しました[4-9]．当施設はICUがあるので，出血の懸念があればICUに帰した方がよいですか？

指導医: 当施設では外科医や集中治療医とで取り決めて，基本的に2歳未満は手術室抜管後にICUで少なくとも1泊の術後観察を，2歳以上は抜管後一般病棟での観察を行います．抜管困難や呼吸障害が予想される症例は，術前の呼吸状態や年齢，術式，術後の観察体制など総合して挿管したままICUに帰室するか判断する必要がありますね．術後出血の二峰目のピークが術後1週間程度なので，約1週間の入院期間を予定しています．それから，疼痛で不穏になることは，術後出血や分泌物増加，気道粘膜浮腫など気道障害に直結するので，術中術後のオピオイドも含めた十分な鎮痛が必須です．オピオイド以外ではCOX-2選択的阻害薬が有用との報告があります．これはCOX-1への阻害作用が弱く，血小板凝集への影響が少ないと考えられます[10]．

もし，術後出血に対して止血再手術が行われる場合は，口腔・鼻腔・胃に血液が貯留している可能性があります．気道閉塞の原因となり誤嚥の危険性もあるので，あらかじめ口腔内の血液を吐き出してもらい急速導入するのがよいでしょう．初回の気管挿管時に比べ，咽喉頭が腫れ，出血で視野が悪い可能性が高いです．またビデオ喉頭鏡で見えないこともあるので，通常の喉頭鏡も用意しましょう．愛護的に視認・必要あれば吸引をしてから，気管挿管しましょう．気道確保ができたら早急に胃内の吸引を行いましょう．

では，よく勉強して，解剖や術後合併症などしっかり理解し，子どもに優しい麻酔をしましょう．

正解　3，4

参考文献

1) 仲野敦子．4．アデノイド増殖症・口蓋扁桃肥大．7章口腔咽頭科．日本小児耳鼻咽喉科学会編．小児耳鼻咽喉科診療指針（第2版）．p.217-20．
2) 安達美佳，鈴木雅明．扁桃と睡眠時無呼吸症候群．こどもの上手な診かた．耳喉頭頸 2017；

89：134-9.
3）蔵谷紀文監訳．XI 扁桃摘出術，アデノイド摘出術 14．頭頸部手術．小児の麻酔．東京：メディカル・サイエンス・インターナショナル；2011．p.296-9.
4）Wall JJ, Tay KY. Postoperative Tonsillectomy Hemorrhage. Emerg Med Clin North Am 2018；36：415-26.
5）Clark CM, Schubart JR, Carr MM. Trends in the management of secondary post-tonsillectomy hemorrhage in children. Int J Pediatr Otorhinolaryngol 2018；108：196-201.
6）三橋友里，佐々木亮，武田育子ほか．口蓋扁桃摘出術における術後出血の検討．口咽科 2017；30：129-33.
7）生駒亮，折舘伸彦．口蓋扁桃摘出術の術後出血に関する検討：危険因子と対策について．口咽科 2016；29：71-5.
8）原田祥太郎，長井美樹，榎本圭佑ほか．当センターでの口蓋扁桃摘出術における術後出血の検討．大阪府総医誌 2013；36：25-8.
9）菊池恒，笹村佳美，長友孝文ほか．コブレーションシステムを用いた口蓋扁桃摘出術における術後出血例の検討．口咽科 2012；25：85-9.
10）阪上剛，福田多介彦，岡本英之ほか．術後出血から見た口蓋扁桃摘出術における電気メスと超音波メスの比較．口咽科 2016；29：179-82.

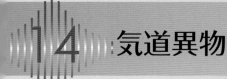

14 気道異物

鈴木 康之

11カ月の男児。身長75 cm，体重9 kg。出生後は特に問題なく経過。離乳食も始まっていた。1週間前から時々咳嗽がでるようになった。近医を受診したが経過観察といわれた。しかし次第に咳嗽の頻度が多くなるため基幹病院を受診した。聴診上左の呼吸音が弱く，胸部X線写真で左肺の過膨張が見られた。家族から詳細に病歴を聴取したところ1週間前に祖父母の家に半日預けたあと発症したようである。祖父母に確認したところおやつに豆菓子を与えたことがわかり，気道異物が疑われた。バイタルサインは体温が37.6℃と微熱がある以外は特記すべきことはない。検査データでは白血球数が15,500/μLとやや上昇傾向にあった以外は正常であった。

問1 小児気道異物で正しいのはどれか。2つ選べ。

1. 好発年齢は気管が細い1歳未満である
2. 確定診断にMRI画像所見は必須である
3. 突然の咳込み，繰り返す喘鳴が特徴である
4. 1歳児ではピーナッツや豆類の食べ物が多い
5. 麻酔管理中でもっとも多い合併症は胃内容の誤嚥である

指導医 　A先生，小児の気道異物の好発年齢と異物の種類の特徴はありますか？

小児の異物は1歳以上が多いと思います。異物の種類はピーナッツや大豆などの豆類が多いです。

A先生

指導医 　そのとおりです。日本小児呼吸器学会が行った調査[1)]によると気道異物は1〜2歳がもっとも多く，1〜3歳の多い異物の種類は食物です。1歳以下および3歳以上では非食物が多いです。食物の中で多いのはピーナッツ，その次が豆類です（図1，2）。

指導医 　B先生，気道異物の症状や経過の特徴はなんですか？

症状は咳嗽や喘鳴です。経過は異物誤嚥直後から症状が明らかになるので，保護者の訴えが特徴的です。

B先生

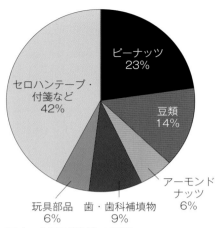

図1 小児気道異物の種類

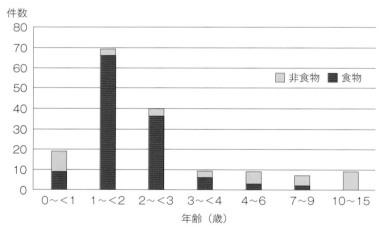

図2 年齢と異物種類
1～2歳がピーク，低年齢で食物が多い。

指導医

子どもは1歳近くになると，はいはいや歩行により移動できるようになり，床に落ちているものを何でも口に入れるため，異物誤嚥しやすいです。子どもが何かを口にいれているのに親が気づき，大きな声をかけた瞬間に，子どもが驚いて誤嚥するケースもあります。また誤嚥する現場を家族が見ていないことも多く，発見時に子どもが突然泣いて，見に行ったら食物などを口腔内に入れた状態で咳き込み，慌てて母親が口の中から掻き出したが，その時から咳嗽が続くという経過は特徴的です。

指導医

A先生，誤嚥してから気道異物の診断まで，1週間以上の長時間がかかることがありますが，その理由はなんですか？

気道異物の症状がクループや喘息のように"喘鳴"という気道閉塞症状のため，経過をよく聞かないと，見落とされることがあります。

A先生

指導医

気道異物直後にしばらく咳嗽や喘鳴があっても，一時的に症状が落ち着くこともあり，見過ごされて診断まで時間がかかることがあります。喘鳴や咳嗽を主訴に小児科外来や救急外来を受診し，喘息や喘息性気管支炎という診断で吸入やステロイドなどの喘息治療により改善と増悪を繰り返し，診断がつくまで数週間の長い経過の症例も存在します。診断でもっとも重要なポイントは気道異物誤嚥のエピソードを疑う経過の聴取です。疑わしい経過の時には異物を疑い，全身麻酔下で気管支鏡検査を行い，異物があれば摘出します。

指導医

A先生，画像検査の特徴は何ですか？

食物の場合，胸部X線写真には写らないのではないでしょうか。

A先生

指導医

食物は胸部X線写真には写らないので，吸気時と呼気時に胸部X線写真を撮影して比べます。特徴的な所見は異物が気管支にあり，チェックバルブになると呼気時に異物側が過膨張になり，縦隔が異物と反対の健常側にシフトします。この所見をHolzknechtサインと呼んでいます（図3）。しかし，呼吸数の多い乳児や低年齢の小児では吸気相，呼気相で的確に胸部X線写真を撮影するのが難しいため診断率は高くありません。一方で，CTやMRIは胸部X線写真では分からない異物が写ります。ピーナッツはMRIで高信号に写り，診断が可能です。

指導医

B先生，CTやMRIなどの画像診断で気をつけることは何ですか？

CTやMRI検査時に異物が移動して，気道閉塞を起こすことがあります。

B先生

指導医

そうですね。CTやMRIの撮影中に体位を変えるだけで異物が移動し，窒息症状が出ることがあるのでリスクの高い検査ともいえます。また異物は咳嗽や体位変化で移動することがあるため，X線写真やCTで確認された同じ場所にあるとは限りません。特に乳幼児のMRI検査は体動を防ぐために30分程度の鎮静や麻酔が必要となりますし，救命処置がしにくい環境ですので危険な検査として避けるべきでしょう。

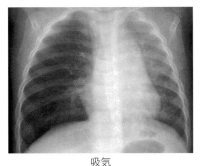
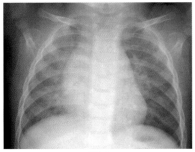

吸気 　　　　　　　　　　　　　呼気

図3　Holzknecht 徴候
縦隔が吸気時に患側へ，呼気時に健側に移動する（左気管支異物の疑い）。

指導医：B先生，豆菓子の異物摘出の麻酔方法や合併症について家族にどのように説明を行いますか？

B先生：豆類は摘出が難しく，摘出中に低酸素血症などの合併症を起こす可能性を説明します。

指導医：摘出の麻酔管理中に異物が移動し，換気困難となることがあります。さらに時間がたった場合や複数ある場合には摘出に時間がかかることもあります。摘出術中に喉頭痙攣，気管支痙攣，気道閉塞，低酸素血症，出血，気胸，気管損傷，心停止といった合併症を発生することがあります。異物摘出時の低酸素性脳症，気管切開などの重篤な合併症の頻度が 0.96％，死亡は 0.42％と報告されています[2]。また，摘出後の呼吸状態によっては気管挿管で管理することも説明しましょう。麻酔管理中の嘔吐，誤嚥の合併症の報告はないようです。

正解　3，4

問2 救急外来へ術前診察に行くと，患者は点滴が確保され，陥没呼吸，呼吸努力を認め，呼吸数は35回，酸素投与下にSpo_2は97です。母親に聞くと4時間前に母乳を授乳している。気道異物の麻酔で正しいのはどれか。3つ選べ。

1. 泣かせないようにするために前投薬を投与する
2. チオペンタール，ロクロニウムで迅速導入する
3. セボフルランを用い自発呼吸を温存し導入する
4. 硬性気管支鏡を用い異物鉗子を用いて摘出する
5. 摘出後残存異物を気管支ファイバーで確認する

指導医: A先生，この患児の麻酔導入はどのようにしますか。

A先生: 呼吸努力があり酸素投与が必要な状況ですから，病棟での前投薬は投与しません。母乳は4時間あいているので，誤嚥のリスクは少ないと考えます。麻酔導入は自発呼吸が重要なのでセボフルランで自発呼吸を温存しながら緩徐に導入します。左肺の呼吸音が低下し，チェックバルブで肺が過膨張になっているので，亜酸化窒素の使用は避けます。高濃度のセボフルラン吸入と喉頭への8％リドカインスプレーの局所麻酔薬を使用して筋弛緩をせずに，気管挿管します。陽圧換気が難しくないと判断した場合はロクロニウムで筋弛緩してから気管挿管をします。

指導医: 麻酔導入や維持には自発呼吸派と調節呼吸派の両方があります。昔から異物の麻酔は自発呼吸を温存する方が安全という理由で，今でも自発呼吸派が多いと思われます。

A先生: しかし，自発呼吸を維持した場合には硬性鏡の挿入などの刺激により喉頭痙攣，気管支痙攣を起こすことはないですか？

指導医: そうですね。それを防ぐためには喉頭や気管内へリドカイン噴霧などの局所麻酔薬を併用するとよいでしょう。吸入麻酔薬は麻酔深度が呼吸に依存するため，セボフルランは麻酔深度の調整が難しく，硬性鏡の操作時や異物摘出時に麻酔が浅くなりやすいという欠点があります。そのため，筋弛緩を投与して調節呼吸にした方が安定した術中の呼吸管理が可能ですし，咳嗽や体動による喉頭や気管の損傷を避けることが可能です。表1にそれぞれの特徴を示しました。

表 1 ─ 自発呼吸と調節呼吸の特徴

	自発呼吸（セボフルラン or プロポフォール＋レミフェンタニル）	調節呼吸（筋弛緩・陽圧呼吸）
手技中の換気中断	なし	あり
咳嗽・体動	あり	なし
異物の移動	少ない	末梢気道へ移動させる可能性あり
チェックバルブによる気腫性変化	少ない	あり
麻酔深度	摘出時吸入麻酔では浅くなりやすい	摘出時吸入麻酔では浅くなりやすい
局所麻酔（リドカイン）併用	重要	不要

指導医：麻酔導入中に突然カプノグラフィの波形が出なくなり，呼吸音が聴取できずにSpO₂が低下してきました。何が起きたのでしょうか？　どうしましょうか。

B先生：右の気管支にあった異物が気管に移動し，気道閉塞を起こした可能性があります。あるいは喉頭痙攣，気管支痙攣を起こした可能性もあります。プロポフォール，ロクロニウムを投与し，調節呼吸にてみます。もし喉頭痙攣ならば改善します。気管支痙攣はプロポフォールで改善します。異物が気管や声門下に嵌頓し，完全気道閉塞を起こした疑いがある場合は，気管チューブや硬性気管支鏡で異物をどちらかの気管支に押し込みその後換気を試みます。

A先生：あっ，換気ができるようになりました。

指導医：よかったですね。麻酔導入や維持中に異物が移動することがあり，気管を完全に閉塞し，酸素化や換気が不安定になることがあるので注意が必要です。その場合は，硬性気管支鏡や挿管チューブで異物を意識的に奥に移動させ，片方の気管支に移動させれば，反対の気管支で換気ができるため，換気が可能となります。また，気胸などの合併症も考慮しなければいけません。

指導医：A先生，摘出に使用する硬性気管支鏡はどのようなものですか？　気管支ファイバーとの違いは何ですか？

A先生: 硬性気管支鏡は径が太く，自発呼吸下にあるいは陽圧換気をしながら，気道の観察，吸引，鉗子を使用した異物の摘出が可能です。気管支ファイバーは硬性気管支鏡よりも細く，吸引や鉗子操作ができますが，呼吸の補助はできません。

指導医: そのとおりです。気管支ファイバーは通常気管挿管して気管チューブの中を通します。11カ月の患児の内腔3.5～4.0 mmの挿管チューブで気道確保してチューブ内に気管支ファイバーを挿入するとほぼチューブ内を閉塞し，呼吸補助ができないという問題が生じます。その点，挿管チューブよりも径の太い声門上器具で気道確保し，気管支ファイバーで異物を摘出する方法も報告されていますよ[3]。

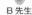

B先生: 硬性気管支鏡を挿入したことがないのですが，どのように挿入するのですか？

指導医: 硬性気管支鏡は挿入時や操作時の体位は頸部を伸展させ，また喉頭，咽頭，口腔を損傷しないように，気管への挿入や操作には熟練を要します。また術者と麻酔科医との連携が重要です。硬性気管支鏡は太く真っ直ぐの形状のため，気道の細かい観察には気管支ファイバーの方が優れているといえます。異物摘出の前後には気管チューブによる気管挿管して，細径の気管支ファイバーで気管，気管支を隅々まで観察して異物の位置や残存異物がないか観察をします。細い気管支ファイバーであれば，気管挿管して酸素化と換気を維持できるので，時間をかけてゆっくり観察することが可能です。

指導医: B先生，麻酔の維持は筋弛緩をせずに自発呼吸で行う方法と筋弛緩をして完全に調節呼吸で行う方法とがあります。それぞれの利点と欠点は何でしょうか？

B先生: 自発呼吸がある状況では，硬性気管支鏡の操作中や鉗子で異物を摘出している最中も自発呼吸があるので，低酸素血症や高二酸化炭素血症を避けられます。欠点は麻酔が深くなると自発呼吸の維持が難しいことです。完全に調節呼吸を行うことの欠点は，自発呼吸がないので異物摘出時の無呼吸の時間が長いと低酸素血症になりやすいことと思います。

指導医

自発呼吸を温存する麻酔方法はセボフルランを使用する場合と，プロポフォール・レミフェンタニル・フェンタニルの静脈麻酔薬の組み合わせの両方があります[4]。いずれの麻酔方法でも，セボフルランまたはプロポフォールの他に4%リドカインやリドカインスプレーの局所麻酔薬で喉頭や気管粘膜を麻酔し，喉頭痙攣や気道反射を抑制する必要があります。つまり，麻酔深度が浅くなると喉頭痙攣や気管支痙攣を引き起こし，低酸素血症の原因となります。また，咳嗽や体動により喉頭や気管を損傷する可能性があります。したがって自発呼吸を維持しながら硬性気管支鏡の操作を行うのは吸入麻酔薬でも静脈麻酔薬でも可能ですが，熟練が必要です。自発呼吸での呼吸管理は十分な麻酔深度を保つことが重要ですが，低換気や低酸素血症の時にはすぐに呼吸補助が行える準備も必要です。

指導医

A先生，筋弛緩をした場合の問題は何でしょうか？

筋弛緩で陽圧呼吸にすると，異物が末梢気道へ移動してしまい摘出が難しくなります。

A先生

指導医

筋弛緩をして陽圧呼吸をする場合の問題点として，気道異物が末梢へ移動し，チェックバルブとなり換気循環不全を招く可能性があります。さらに末梢気道へ移動した異物は摘出が困難となる可能性があります。一方，筋弛緩をすると喉頭痙攣や咳嗽反射を防ぐことができ，酸素化や安定した換気を維持しやすくなります。Litmanの報告[5]ではでは自発呼吸でも陽圧呼吸でも有害事象の発生には差はなく，Chenらは前向き研究で，自発呼吸を温存した方が体動，息こらえ，喉頭痙攣などの合併症が多かったと報告しています[6]。

正解　3，4，5

問3 異物が摘出途中で砕けて摘出に難渋し，6回硬性気管支鏡の挿入抜去の操作を繰り返した．最後は気管挿管し，気管支ファイバーで残存異物のないことを確認し，左気管支に肉芽形成を認めた．喀痰吸引後，十分な覚醒を待って手術室で抜管したが，直後から吸気性喘鳴と陥没呼吸を認め，酸素投与で Sp_{O_2} は100％を維持している．対応で正しいのはどれか．2つ選べ．

1. 肉芽切除
2. 人工呼吸
3. 気管切開
4. 抗菌薬の投与
5. アドレナリンの吸入

指導医：A先生，この患者に起きていると考えられる病態はなんでしょうか？　また，どんな治療を行いますか？

硬性気管支鏡による頻回の挿管や長時間の使用は小児の気道に喉頭浮腫や摘出部位の浮腫を起こしている可能性があります．治療は加湿酸素投与と，アドレナリンの吸入を行います．ステロイドの投与も有効です．

A先生

指導医：硬性気管支鏡による操作が長時間に及ぶと，術後経過に影響することは過去の報告でもあります[2]．一番の問題は喉頭浮腫です．喉頭浮腫は抜管直後より徐々に悪化するので，アドレナリン（1万倍アドレナリン）3 mLで吸入を行い，デキサメタゾン 0.6 mg/kgの静脈内投与を行います．アドレナリン吸入はα作用により粘膜浮腫が軽減し，β作用により平滑筋が弛緩することにより効果があるとされています．効果は吸入直後から約1時間継続しますが，頻脈や高血圧といった副作用に注意します．臨床症状で改善しなければ気管挿管を検討します．

指導医：B先生，気管挿管するときの注意点を挙げてください．

喉頭浮腫は声門下の狭窄が問題です．気管挿管するときに年齢基準相当のチューブが入らない可能性があり，0.5から1 mm（基準よりも）細いカフなしチューブを選択します．また激しく興奮すると，吸気性努力呼吸が悪化することがあるため，泣かせないようにセボフルランをマスクで吸入し，深麻酔下に気管挿管します．

B先生

指導医：B先生，セボフルラン吸入で自発呼吸を残しながら深麻酔下に気管挿管する方法は急速導入より安全と思います。上気道閉塞患者では急速導入で安易に筋弛緩を投与するとマスク換気が難しく，呼吸停止とともに一気に酸素飽和度が低下することがあります。

B先生：喉頭浮腫を起こしてクループ症状のある患者では十分な酸素投与を行い，徐々に麻酔を深くするのがポイントですね。

指導医：マスクで軽く陽圧をかけて陽圧換気ができそうであれば筋弛緩を投与し気管挿管するのが安全でしょう。また，3 mm や 3.5 mm の気管チューブの挿管チューブは狭窄部を通過するときにチューブ先端に力がはいりにくいため，スタイレットを使用すると気管挿管しやすいことがあります。また，5 Fr のチューブイントロデューサーガイド下に挿管する方法もあります。

指導医：A先生，喉頭浮腫が強く，気管挿管ができないことが予測された場合はどう対応しますか？

A先生：乳児の気管切開に精通した耳鼻科医や外科医にスタンバイしてもらいます。もちろん家族にも緊急気管切開の可能性を説明しておきます。

正解　2, 5

参考文献

1) 市丸智浩，樋口収，足立雄一ほか．小児における気管・気管支異物の全国調査結果―予防策の推進にむけて―．日小児呼吸器会誌 2008；19：85-9．
2) Fidkowski CW, Zheng H, Firth PG. The anesthetic considerations of tracheobronchial foreign bodies in children : A literature review of 12,979 cases. Anesth Analg 2010；111：1016-25．
3) 竹内愛美，田口祥子，田中万里子ほか．声門上デバイス（air-Q®）下に気管内異物を摘出した小児の 1 症例　日臨麻会誌 2016；36：158-62．
4) Liao R, Li JY, Liu GY. Comparison of sevoflurane volatile induction/maintenance anaesthesia and propofol-remifentanil total intravenous anaesthesia for rigid bronchoscopy under spontaneous breathing for tracheal/bronchial foreign body removal in children. Eur J Anaesthesiol 2010；27：930-4．
5) Litman RS, Ponnuri J, Trogan I. Anesthesia for tracheal or bronchial foreign body removal in children : An analysis of ninety-four cases. Anesth Analg 2000；91：1389-91．
6) Chen LH, Zhang X, Li SQ, et al, The risk factors for hypoxemia in children younger than 5 years old undergoing rigid bronchoscopy for foreign body removal. Aneth Analg 2009；109：1079-84．

15 上気道感染

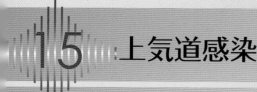

五十嵐 あゆ子

4歳の女児。身長 90 cm　体重 16 kg　扁桃肥大に対してアデノイド・扁桃摘出術が予定された。既往歴，家族歴特記すべきことなし。母親の話では睡眠時にいびきがあるが無呼吸はない。5日前に咳嗽，鼻汁を伴う 38.5℃ の熱があり近医で風邪薬が処方された。翌日には解熱，咳嗽も軽減している。聴診上ラ音は聴取しなかったが，入眠時には湿性咳嗽があるとのことである。検査データは白血球数（WBC）17,000/μL，C反応性蛋白（CRP）0.67 mg/dL 以外に特に問題なく胸部X線写真上も特記すべき所見はなかった。家族が転勤を控えており，できれば今回手術を受けることを希望している。

問 1　正しいものを2つ選べ。

1. 上気道炎後の気道過敏性亢進は風邪症状がなくなれば消退する
2. 上気道炎症状のある小児の全身麻酔呼吸合併症は症状のない小児のおよそ 1.5 倍である
3. 上気道炎後の小児では気管挿管により息こらえや喉頭痙攣が誘発されやすい
4. アレルギー性疾患と呼吸器合併症に関連はない
5. 家庭内喫煙は小児の気道合併症リスク因子である

明日，扁桃摘出術予定の4歳の女の子ですが，先週風邪をひいてしまったようです。今は透明な鼻水，咳が入眠時に少しある程度です。活気はあり，お母さんが「もうすぐ転勤で引っ越しだから多少無理しても手術をしたい」と言うのですが，どうしたらいいでしょうか？ A先生

 指導医　小児ではよくあるけれど毎回悩ましい上気道炎後の症例だね。患者さんの病歴はどうですか？

Brodsky 分類3度の扁桃腺肥大です。鼻閉で常時口呼吸だそうです。喘息の診断はされていませんが，持参のお薬手帳では感冒のたびに気管支拡張薬の処方の記載があり，今回も5日前に去痰剤とツロブテロールが処方されています。 B先生

診察では口腔内の発赤はなく，聴診で呼吸音は清明です。胸郭の変形，陥没はありません。やや落ち着きがなく，体格も 4 歳にしては小柄で痩せています。
B 先生

指導医
扁桃肥大がある子どもは多動や夜尿症などの行動異常や成長障害を伴うことがあります。成長曲線をチェックしましょう。睡眠時の異常はいびきだけですか？

寝相が悪くうつ伏せ寝が多いそうです。
A 先生

指導医
睡眠障害がありそうだね。白血球がやや高め，CRP も若干高いですが，炎症は回復に向かっているようですね。

上気道炎後の気道過敏性は 2 週間以上亢進しており，その間の全身麻酔は中止すべきと以前教わりましたが。
B 先生

指導医
確かに気道過敏性の亢進による合併症のリスクは 2 倍以上，最大 11 倍との報告まであります[1,2]。それでは具体的にはどんな危険がありますか？

喉頭痙攣や気管支痙攣，息こらえ，低酸素血症などです。
A 先生

気道挿管を避ければリスクは低下しますか？ C 先生が風邪後の 5 歳児の鼠径ヘルニア手術でラリンジアルマスクを使用していましたが。
B 先生

指導医
確かに気管挿管した方がラリンジアルマスクに比べて喉頭痙攣や息こらえが増加します[2]。他にリスクとなる因子はありますか？

喘息やアレルギー性疾患の既往，家庭内喫煙，膿性の痰や鼻汁，鼻閉です[3]。
B 先生

指導医
扁桃腺摘出では気管挿管は必要です。上気道症状，喘息の可能性もある既往歴など，リスクを伴いますから，保護者に説明し手術延期を提案しましょう。

正解　3, 5

問2 正しいものを2つ選べ。

1. 小児の扁桃腺やアデノイドは5～6歳ごろにもっとも肥大する
2. 扁桃腺摘出やアデノイド手術は気道合併症のリスクは低い
3. 術後低換気はパルスオキシメータでモニターする
4. 深麻酔で抜管すれば喉頭痙攣や息こらえは予防できる
5. 睡眠時無呼吸症の小児は麻薬に対する感受性は亢進している

A先生

「2カ月前も風邪で手術が中止になり,今回は症状も軽いからぜひお願いしたい」と母親から言われました。

指導医

小児は平均で年に6～8回風邪に罹患しますから手術タイミングは難しいですね。呼吸合併症の大半は予後に影響しないと報告はあるけれど[3],喉頭痙攣など重篤な合併症もあるからアルゴリズム(図1)[3]などを参考に慎重な判断が必要です。では,もし麻酔をする場合,どのように行いますか?

A先生

呼吸合併症リスクの高い小児は静脈麻酔導入の方が呼吸合併症の発生頻度が少ないので[4],静脈ルートを確保しプロポフォールで導入,セボフルランとレミフェンタニルで維持します。

指導医

麻酔導入だけでなく,抜管時にも喉頭痙攣,息こらえ,低酸素血症が起こります。深麻酔下と覚醒下抜管で合併症の頻度は変わりません。酸素投与や気道確保の準備が必要ですよ。術後の鎮痛対策やモニタリングはどうしますか?

A先生

アセトアミノフェンの定期投与と,フェンタニルを手術終了前に投与します。術後はパルスオキシメータで呼吸をモニターします。

B先生

睡眠時無呼吸のある扁桃腺摘出後の小児は麻薬性鎮痛薬に対する感受性が高く無呼吸を起こしやすいのですよね?[5]

指導医

経皮的酸素飽和度は無呼吸や低換気に対するモニターとして十分ではありません。疼痛管理は大事ですが麻薬の使用は慎重にしてください。

正解 1, 5

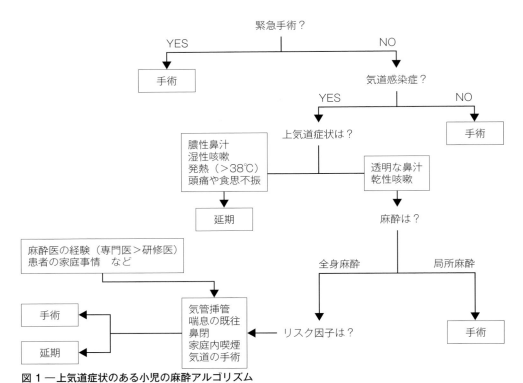

図1 — 上気道症状のある小児の麻酔アルゴリズム
(Tait AR, Malviya S. Anesthesia for the child with an upper respiratory tract infection : still a dilemma?. Anesth Analg 2005 ; 100 : 59-65 より改変引用)

参考文献

1) Cohen MM, Cameron CB. Should you cancel the operation when a child has an upper respiratory tract infection? Anesth Analg 1991 ; 72 : 282-8.
2) von Ungern-Sternberg BS, Boda K, Chambers NA, et al. Risk assessment for respiratory complications in paediatric anaesthesia : a prospective cohort study. Lancet 2010 ; 376 : 773-83.
3) Tait AR, Malviya S. Anesthesia for the child with an upper respiratory tract infection : still a dilemma? Anesth Analg 2005 ; 100 : 59-65.
4) Ramgolam A, Graham LH, Zhang G, et al. Inhalational versus Ⅳ induction of anesthesia in children with a high risk of perioperative respiratory adverse events : a randomized controlled trial. Anesthesiology 2018 ; 128 : 1065-74.
5) Brown KA, Laferrière A, Lakheeram I, et al. Recurrent hypoxemia in children is associated with increased analgesic sensitivity to opiates. Anesthesiology 2006 ; 105 : 665-9.

16 肥満児

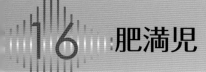

稲垣 喜三

5歳8カ月の男児。身長114 cm，体重45 kg，BMI 35 kg/m²。精神発達遅滞があり，う歯治療のための全身麻酔が予定された。気管支喘息の既往がある。

問1 この患児の術前診察で注意する問診項目と診察項目はどれか。

1. 直近の喘息発作の時期
2. 睡眠中の呼吸状態
3. 食事摂取の状況
4. 舌や扁桃の状態
5. 頸部可動域の状態

指導医

A先生に歯科の患者さんを担当してもらいます。患児には，肥満と精神発達遅滞があるようです。どのような点に気をつけて，問診と診察を行いますか？

肥満の程度がBMI 35 kg/m²と麻酔重症加算の対象となる程度ですので，マスク換気や気管挿管が容易かどうかを診察します。また開口や首の動きが十分か調べます。

A先生

指導医

では，肥満の患児の上気道はどのようになっていると思いますか？

短く太い首で，口腔内容積が脂肪で圧迫されて小さくなっているので，相対的に舌の容積が大きくなって，上気道が狭くなっていると思います。場合によっては，扁桃が大きくて，後咽頭部分も狭くなっている可能性があります。

A先生

指導医

B先生は，何か追加することはありますか？

119

表1 — 小児肥満度の算出と判定

肥満度の算出	肥満度（％）＝｛(実測体重－標準体重)/標準体重｝×100
肥満度の判定	1. 学童期以降では，20％以上を肥満と判定し，以下のように分類する 　1) 軽度肥満　（＋20.0％〜＋29.9％） 　2) 中等度肥満（＋30.0％〜＋49.9％） 　3) 高度肥満　（≧50.0％）
	2. 幼児では，15％以上を肥満と判定し，以下のように分類する 　1) 軽度肥満　（＋15.0％〜＋19.9％） 　2) 中等度肥満（＋20.0％〜＋29.9％） 　3) 高度肥満　（≧30.0％）
体脂肪率の基準値	1) 男児：25％ 2) 女児：11歳未満；30％，11歳以上；35％

B先生

「寝ているときにいびきをかいているかどうか？」や「仰臥位で眠ることができるのか？」という点を保護者に聞いておきます。肥満児は，睡眠時無呼吸症候群を合併していることがありますから。気管支喘息の既往もあるので，アレルギーの有無や喘息発作の最終時期の確認，服用している薬の内容も確かめます。

指導医

表1に示すように，小児では肥満度が20％以上で，有意に体脂肪率が増加した状態を肥満といいます[1]。体脂肪率の基準値は，男児では25％で，女児では11歳未満が30％で，11歳以上で35％です。肥満小児の頻度は，2010年度で，男子は，6歳で4.4％，12歳で11.0％，17歳で11.3％，女子は6歳で4.2％，12歳で8.9％，17歳で8.2％です。男女ともに，2005年度以降から減少傾向にあります（図1）。肥満度が＋20％以上で臍周囲長（腹囲）80 cm以上の場合は，肥満症と診断します。肥満症とは，肥満に起因ないし関連する健康障害（医学的異常）を合併し，医学的に健康障害を軽減する治療を必要とする病態を指し，疾患単位として扱います。内臓脂肪蓄積に基づく病態に限らず，呼吸障害，運動器障害，心理社会的な問題も含めたすべての健康障害を合併症としています。表1に示す判定から，この患児は，高度肥満に分類されます。

肥満と判定された患児には，表2に示すようなさまざまな内科的疾患を合併しています[1]ので，術前診察では，血液検査の結果や血圧，頸部や胸部の聴診音などに注意を向けて，隠れている疾病がないか調べることが大切ですね。では，術前診察に行ってきてください。

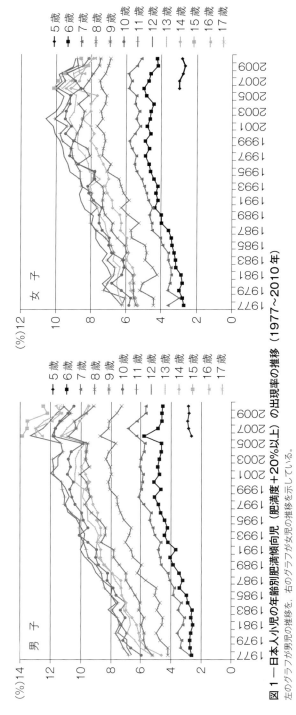

図1 — 日本人小児の年齢別肥満傾向児（肥満度＋20％以上）の出現率の推移（1977～2010年）

左のグラフが男児の推移を，右のグラフが女児の推移を示している。
（文部科学省　学校保健統計調査　https://clinicalsup.jp/contentlist/1546.html より引用）

表2—肥満症の診断

6歳から18歳未満の肥満児で下記のいずれかの条件を満たすもの 　　1）A項目を1つ以上有するもの 　　2）肥満度が50％以上で，B項目を1つ以上有するもの 　　3）肥満度が50％未満で，B項目を2つ以上有するもの 　　4）参考項目が2つ以上あればB項目1つと同等とする	
A　肥満治療を必要とする医学的異常 　　1）高血圧 　　2）睡眠時無呼吸症候群など肺換気障害 　　3）2型糖尿病，耐糖能障害（HbA_{1C}の異常な上昇） 　　4）内臓脂肪型肥満 　　5）早期動脈硬化	
B　肥満と関連が深い代謝異常 　　1）非アルコール性脂肪性肝疾患 　　2）高インスリン血症　かつ/または　黒色表皮症 　　3）高コレステロール血症　かつ/または　高non HDLコレステロール血症 　　4）高中性脂肪血症　かつ/または　低HDLコレステロール血症 　　5）高尿酸血症	
C　参考項目：身体的因子や生活面の問題 　　1）皮膚線条などの皮膚症状　　　　　　2）肥満に起因する運動器機能障害 　　3）月経異常　　　　　　　　　　　　　4）肥満に起因する不登校やいじめ等 　　5）低体重出生児または高体重出生児	

（岡田知雄，有阪治，井上文夫，ほか．小児肥満症診療ガイドライン2017．日本肥満学会編，東京：ライフサイエンス社；2017．p.3-22 より改変引用）

術前診察をすませてきました。喘息の最終発作は6カ月前で，それ以降に喘息発作はないということです。常用薬は，$β_2$刺激薬の吸入です。夜間いびきをかいて，時々息が止まるそうです。仰臥位で眠ると，その症状が強くなるということでした。アレルギーに関しては，食物や薬物にアレルギーはありません。血液検査では，高中性脂肪血症がありましたが，肝機能や腎機能に異常値はありませんでした。空腹時血糖値は132 mg/dLで，HbA_{1C}は6.5％でした。

A先生

身体所見はどうでしたか？

指導医

血圧は125/75 mmHgで，胸部聴診では狭窄音や喘鳴は聴取されませんでしたが，頸部聴診では呼気時に雑音が聴取されました。胸部写真では，肺野は清で，心胸郭比は50～55％でしたが，声門部が狭いように思われました。心電図には，異常な所見はありませんでした。

A先生

表3―小児メタボリックシンドロームの診断基準（6〜15歳）

項目	内容
腹囲	中学生≧80 cm，小学生≧75 cm，もしくは，腹囲（cm）/身長（cm）≧0.5
脂質	中性脂肪≧120 mg/dL，もしくは HDL-C＜40 mg/dL
血圧	収縮期血圧≧125 mmHg，もしくは，拡張期血圧≧70 mmHg
血糖	空腹時血糖≧100 mg/dL

＊上記の診断基準は，空腹時採血における基準である．食後2時間以降で，中性脂肪≧150 mg/dL，血糖値≧100 mg/dL を有所見とする．
（大関武彦．小児のメタボリックシンドローム概念と日本人小児の診断基準．循環器疾患等生活習慣病対策総合研究事業．小児期メタボリック症候群の概念・病態・診断基準の確立及び効果的介入に関するコホート研究．平成19年度総合研究報告書；2008．p.1-4 より改変引用）

指導医

術前診察の結果から，この患児は肥満症で，血圧や耐糖能に異常がありますね．患児の状態は，小児メタボリックシンドロームの診断基準[1]（表3）に合致していますね．上気道の評価はどうでしたか？

開口は十分でしたが，顎が小さく，首も短く太い状態です．扁桃の状態は，第2度肥大でした．口腔内や咽頭に，発赤はありませんでした．頸椎の可動性はよく，十分に後屈できましたが，頤-甲状軟骨距離は短くて，気管挿管は難しそうです．

A先生

正解　1，2，4，5

問2　この患児の術前処置，麻酔導入で適切なのはどれか．

1. ミダゾラムシロップ20 mg を経口内服させる
2. 麻酔導入30分前に β_2 刺激薬を吸入させる
3. 気道確保に不安があるので急速導入を選択する
4. 呼吸状態を確認できる緩徐導入を選択する
5. エアウェイや声門上気道確保器具を用意する

指導医

麻酔前投薬や気管支喘息の薬の投薬はどうしますか？　患児を就眠させるときに注意することは何ですか？

精神発達遅滞があるので，保護者同伴入室で普段と同じ環境を作ることで患児の安静を得られると思いますが，十分な麻酔前投薬を投与して，患児を鎮静することも必要と思います．最近は喘息の発作はありませんが，気管挿管しますので，その刺激で気管支収縮から喘息発作が生じるかもしれません．気管支拡張を目的として，β_2刺激薬を麻酔導入30分前に吸入させるつもりです．
A先生

B先生
A先生の術前診察の問診から，この患児が睡眠時無呼吸症候群を合併していることが強く疑われます．ミダゾラムは，0.5 mg/kgで，10 mgを最大投与量として投与します．この患児の場合は，10 mgを投与することになりますが，睡眠時無呼吸症候群を有する患児の上気道は鎮静薬や鎮痛薬への感受性が亢進しているので，投与後の呼吸監視が大切になります．軽い風邪症状や上気道症状がある場合には，鎮静薬の前投与を避けるか，減量する方が安全かもしれません．

指導医
A先生の術前診察から風邪症状や上気道症状はなさそうなので，麻酔導入を円滑に進めるためにミダゾラムを10 mgを麻酔導入30分前に経口投与しましょう．

先ほど睡眠時無呼吸を合併した場合はミダゾラムの感受性が亢進していると言いましたが，大丈夫でしょうか？
B先生

指導医
睡眠時無呼吸症候群を合併している小児にミダゾラムシロップ0.5 mg/kgを経口投与したときの呼吸に関する副作用の発現頻度は，約3%です[2]が，安全のためにパルスオキシメータは装着した方がよいですね．そして，気管支拡張を維持するために，β_2刺激薬も吸入させましょう．それでは，どのような方法で麻酔を導入しますか？

肥満児なので，静脈路確保が難しいと思います．また静脈麻酔薬で急速導入すると，上気道が閉塞し，マスク換気が困難になるのではないかと思います．
A先生

指導医
B先生が話していたように，睡眠時無呼吸症候群を合併する患児の上気道は，静脈麻酔薬やオピオイドに対する感受性が亢進しているために，急速な血中濃度の増加は，自発呼吸を消失させるとともに容易に上気道閉塞を引き起こします[3]．

そうなれば，マスク換気が困難になりますね．
A先生

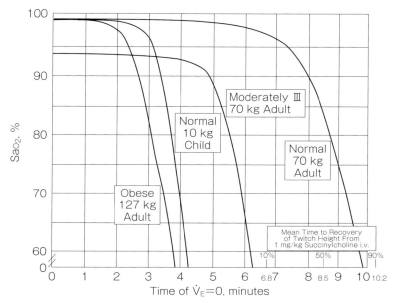

図2─麻酔導入前の酸素化の効果

100%酸素を密着させたフェイスマスクを介して吸入したときの肺胞内の酸素分画濃度は，定常状態で0.87（F$_{AO_2}$=0.87）となる。この状態から酸素吸入を中止して以後のSp$_{O_2}$の低下をシミュレーションした結果，Sp$_{O_2}$が80%以下（≒Pa$_{O_2}$=50 mmHg）に低下するまでの時間は，肥満成人で約3分，体重10 kgの正常乳児で3分40秒，中等度の疾病を有する患者で5分30秒，正常成人で8分40秒である。肥満成人では，急速に低下することがわかる。スキサメトニウム（サクシニルコリン）1 mg/kgを静注後に単回刺激による筋力の回復をみると，10%回復するには6分48秒，50%回復する（自発呼吸が出現する）には8分30秒，90%回復する（頭を持ち上げることができる）には10分12秒かかる。不用意な筋弛緩薬や麻酔薬の投与で自発呼吸を消失させると，肥満患者では急激な低酸素血症を招くことがよく理解できる。それゆえ，麻酔導入前の酸素化は，十分に時間をかけて行うことが必要である。
(Bernumof JL, Dagg R, Benumof R. Critical hemoglobin desaturation will occur before return to an unparalyzed state following 1 mg/kg intravenous succinylcholine. Anesthesiology 1997 ; 87 : 979-82より引用)

指導医

肥満の患児では機能的残気量が減少しているために，マスク換気が困難になると，末梢動脈血酸素飽和度（Sp$_{O_2}$）があっという間に低下します（図2)[4]。そのため，麻酔導入では麻酔前の酸素化が重要になります。難しいかもしれませんが，可能な限り十分な酸素化を施しましょう。麻酔導入は，酸素とセボフルランを使用した緩徐導入が好ましいでしょう。

揮発性吸入麻酔薬は，この患児の上気道の開存性を低下させるかもしれませんが，自発呼吸が最後まで残る点で，静脈麻酔薬より安全に麻酔を導入することができますからね。

B先生

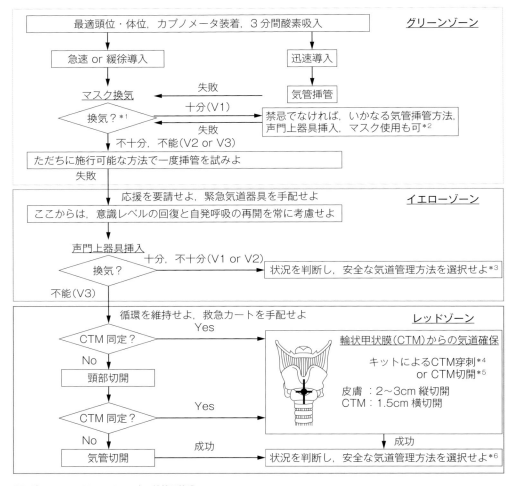

CTM(cricothyroid membrane)：輪状甲状膜
*1：裏面に記載された方法を使ってマスク換気を改善するよう試みる。
*2：同一施行者による操作あるいは同一器具を用いた操作を，特に直視型喉頭鏡またはビデオ喉頭鏡で3回以上繰り返すことは避けるべきである。迅速挿入においては誤嚥リスクを考慮する。
*3：(1)意識と自発呼吸を回復させる，(2)ファイバースコープの援助あるいはなしで声門上器具を通しての挿管，(3)声門上器具のサイズやタイプの変更，(4)外科的気道確保，(5)その他の適切な方法などの戦略が考えられる。
*4：大口径の静脈留置針による穿刺や緊急ジェット換気は避けるべきである。
*5：より小口径の気管チューブを挿入する。
*6：(1)意識と自発呼吸を回復させる，(2)気管切開，および(3)気管挿管を試みるなどの戦略が考えられる。

図3―麻酔導入時の気道管理アルゴリズム

指導医

そうですね。上気道の開存を含め導入で気をつけることは何ですか？　また，マスク換気が困難なときには，どのように対処しますか？

肥満の患児では，腹圧が高く胃食道逆流症を生じやすいので，胃液の誤嚥を起こさないように高い気道圧で換気しないように心がけます。場合によっては，輪状軟骨圧迫を追加することも考えます。マスク換気が困難なときには，日本麻酔科学会の気道管理アルゴリズム（図3）[5]に則って対処します。
A先生

マスク換気が困難なときには，経口や経鼻エアウェイの挿入や両手法でtriple airway maneuvers（頭部後屈，下顎前方移動，開口）を試みます。それでも改善しないときには，ラリンジアルマスクのような声門上気道確保器具を挿入します。カプノメータの波形が，上気道の状態や換気の良悪を把握するのに役立つ情報を提供してくれます。カプノメータの波形は矩形波で，呼気相の立ち上がりが急峻で，プラトー相では水平になり，吸気相も速やかに下行するのが理想的です。また，吸気相の最後が基準線に戻っていることも大切です。呼気相の立ち上がりが緩徐であると，上気道や末梢気道の狭窄を疑います。プラトー相は肺胞換気を示しますので，気管支喘息などの末梢気道狭窄が起こると水平にならずに斜め右上に緩やかに上昇します。上気道狭窄があると，吸気相は右斜め下に緩やかに下行します。
B先生

指導医

緩徐導入で大切なことは，マスクを軽く当て自発呼吸のまま入眠を待ちます。セボフルラン濃度を徐々に上げていくのがコツです。亜酸化窒素を併用してもよいでしょう。ただ暴れた場合は5%セボフルランで一気に入眠させます。入眠するまではマスクを当てるだけにして換気をしません。入眠したらマスク換気をしますが，上気道の開存には用手的に持続陽圧をかけるとうまくいきます。エアウェイが有効な場合がありますが，患児が抵抗するときは決して無理をして入れないでください。マスク換気が困難なときには，仰臥位ではなく上半身を軽く挙上した側臥位で換気することも試みてよいと思います。では，筋弛緩薬や鎮痛薬は，どのように投与しますか？

鎮痛薬のフェンタニルやレミフェンタニルは，マスク換気が確立できてから投与します。筋弛緩薬は，鎮痛薬投与後のマスク換気の状態を確認してから投与したいと思います。筋弛緩薬と鎮痛薬の投与量は，実体重で換算して投与したいと思います。
A先生

コラム1
肥満と麻酔薬投与量

　小児の薬物投与量は，成長に従って体水分量や肝機能・腎機能が変化してゆくことから，年齢や体重に応じて変化させてゆく必要がある．身体尺度から決定する投与量では，体重の3/4乗モデル（投与量 ped＝[体重 ped/体重 adult]$^{3/4}$×投与量 adult）で最良に近似することが知られている[1]．しかし，このモデルでも，新生児では過量投与となる．

　そのうえに，肥満が加わるとさらに複雑となる．投与量決定の基本となる体重を実体重とするのか，あるいは理想体重や除脂肪体重とするのかで，投与量が異なり過剰投与や過小投与の原因となる．成人の肥満患者では，プロポフォールやレミフェンタニルの持続投与は，実体重で投与すると過剰投与となり，理想体重や除脂肪体重では過小投与となる[2]．そこで，実体重で投与を開始し，薬力学（＝臨床効果）をみながら漸減してゆくのが実際的であると思われる．

Ideal body weight (IBM)	男性：50 kg＋2.3 kg for each 2.54 cm over 152 cm
	女性：45.5 kg＋2.3 kg for each 2.54 cm over 152 cm
Lean body mass (LBM)	男性：1.1×実体重－128×（実体重÷身長）2
	女性：1.07×実体重－148×（実体重÷身長）2
Fat free mass (FFM)	男性：（9.27×10³×実体重）÷（6.68×10³＋216×BMI）
	女性：（9.27×10³×実体重）÷（8.78×10³＋244×BMI）

BMI：body mass index

参考文献

1) 宮澤典子．発達薬理学．小児の麻酔，蔵谷紀文監訳，東京：メディカル・サイエンス・インターナショナル；2011, p.19-56.
2) Kim TK, Obara S, Johnson KB. Basic principles of pharmacology, Miller's Anesthesia 8th ed, Miller RD eds, Philadelphia：Elsevier；2015, p.590-613.

　睡眠時無呼吸症候群を合併する患児では，筋弛緩薬に対する感受性も亢進しています．揮発性吸入麻酔薬と鎮痛薬で十分に深い麻酔状態が得られているのなら，筋弛緩薬を投与せずに気管挿管することも可能だと思います．鎮痛薬のレミフェンタニルは，実体重（total body weight：TBW）ではなく理想体重（ideal body weight：IBW）や除脂肪量（fat free mass：FFM），修正体重（corrected body weight：CBW）で投与する方が，過量投与にならずによいと思います．除脂肪体重（lean body mass：LBM）で投与すると，血中濃度が十分に増加しないために，レミフェンタニルの鎮痛効果が半減します[6]．ロクロニウムは，実体重で投与すると作用が延長し，IBWで投与すると作用時間が半減します．

B先生

肥満の患児では，実体重換算すると過量投与になる可能性があります。麻酔薬に関する肥満小児の薬物動態のデータは極めて少ないので明確なことはわかりませんが，鎮痛薬も筋弛緩薬も実体重（TBW）ではなく理想体重（IBW）や除脂肪量（FFM），修正体重（CBW）に換算して投与する方がよいでしょう（コラム1）。一方で，プロポフォールは，麻酔導入の単回投与では LBM で，持続投与には TBW や CBW で換算して投与する方がよいといわれています[6]。いずれにせよ，麻酔維持中は脳波モニターを装着して，麻酔深度を維持するように鎮静薬の投与量をこまめに調節することが大切です。
では，気管挿管は，どのように実施しますか？

術前診察の結果から，通常の喉頭鏡のブレード（Macintosh 型や Miller 型）での気管挿管には自信がありません。私は，ビデオ喉頭鏡を使用したいと思います。

A先生

経験を積めば，通常の喉頭鏡のブレードで挿管することも可能でしょうが，安全性と確実性を重視するならビデオ喉頭鏡がよいと思います。

B先生

睡眠時無呼吸症候群を合併していないなら，揮発性吸入麻酔薬と少量のフェンタニル（0.5〜1.0 μg/kg）投与で，自発呼吸を残しながら気管挿管という方法もあると思います。しかし，この患児は睡眠時無呼吸症候群を合併していますから，深い麻酔状態では上気道の開存性と自発呼吸を維持するのは困難と考えます。この患児には，ビデオ喉頭鏡を使用して，筋弛緩薬の投与下で気管挿管を実施しましょう。

正解　2, 4, 5

問3 麻酔覚醒と術後鎮痛管理で適切なのはどれか。

1. 自発呼吸を回復させて，完全覚醒状態で抜管する
2. 自発呼吸を回復させて，深い麻酔状態で抜管する
3. 抜管後の体位は，水平位での仰臥位にする
4. 抜管後は，側臥位あるいはファーラー位にする
5. 術後鎮痛には，非オピオイド性鎮痛薬を使用する

指導医

手術が終わりました。覚醒と術後鎮痛はどのようにしますか。

精神発達遅滞があるので，揮発性吸入麻酔後の興奮を考えて，自発呼吸を回復させてから深い麻酔状態で抜管したいと思います。

A先生

指導医

その考え方はよいと思いますが，この患児が睡眠時無呼吸症候群を合併していることを忘れてはいけません。この患児の上気道は，通常の上気道と異なり，わずかの鎮静薬や鎮痛薬の残存でも開存性が損なわれますので，興奮するのを予測しながら完全覚醒させてから抜管する方が安全です。麻酔からの覚醒が遅くなったり，自発呼吸の回復が遅くなったりする原因にはどのようなものがありますか？

鎮静薬や鎮痛薬，筋弛緩薬の残存，低体温，低血糖，過換気による低二酸化炭素血症などがあります。セボフルランとレミフェンタニルを使用した短時間の全身麻酔ですので，鎮静薬や鎮痛薬の残存の可能性は小さいと思います。筋弛緩モニターでTOF（train of four）比が0.7ですので，筋弛緩をスガマデクスで拮抗しようと考えています。

A先生

指導医

スガマデクスの投与は，どのようにしますか？

TOF比が0.7ですので，スガマデクス2 mg/kgを投与してからTOF比を確認します。TOF比が0.9以上に回復していない場合には，さらに1 mg/kgを投与して，確実に筋弛緩を拮抗します。

A先生

指導医

スガマデクスの肥満患児に対する投与量に関する詳細なデータはありませんが，成人では標準体重の患者の2.0 mg/kgが肥満患者で2.39 mg/kg（IBW）（95%CI：2.27-2.46）に増加したことが報告されています[7]ので，この患児でも2.0 mg/kgでは十分な拮抗ができないかもしれませんね。

先生，揮発性吸入麻酔後の興奮を抑制するよい方法はありますか？
A先生

指導医
揮発性吸入麻酔後に大暴れすることがあります。原因として気管内吸引，呼びかけ，揺さぶりなどの刺激，あるいは十分覚醒していないのに筋収縮が回復した場合です。ですから刺激を与えないで呼気吸入麻酔薬濃度が下がるのを待ち，呼気セボフルラン濃度が0.3～0.5％でスガマデクスを投与し，体動が見られたらすぐ抜管すると暴れないですみます。興奮を起こす原因として，残存麻酔薬以外に疼痛も考えられますので，十分に鎮痛しておくことも大切です。局所麻酔薬の浸潤や神経ブロックなどの薬物以外の鎮痛方法も，考慮しておくことも重要です。
抜管後の体位は，どうしますか？

安静にしていれば，仰臥位にして酸素投与します。

A先生

この患児では，睡眠時無呼吸症候群の合併と口腔内手術後の出血や唾液分泌を考えると，仰臥位では上気道閉塞の危険性が高いので，頭部挙上した側臥位やファーラー位の方が安全と思います。

B先生

指導医
そうですね。B先生の意見の方が，この患児にとっては合理的ですね。ベッドに移動してからも，呼吸パターンや頸部の呼吸音，胸鎖関節陥凹の有無などに注意して，上気道閉塞症状の早期発見に努めましょう。ところで，A先生は，この患児の術後鎮痛や鎮静の指示はしましたか？

はい，指示しました。オピオイド系の薬物は，上気道の開存性を弱めて，しかも呼吸抑制を引き起こす可能性が高いので処方しませんでした。非ステロイド性消炎鎮痛薬（NSAIDs）の使用も考えましたが，喘息の既往があるので使用を避けました。結局，疼痛時に，アセトアミノフェン坐薬200 mgの挿入を指示しました。

A先生

指導医
それでよいと思います。う歯の抜歯術後の痛みは強くないので，どちらかというと安静を保つための鎮静が求められます。興奮時に，抱水クロラール坐薬30～50 mg/kgを挿入することも指示しておくとよいでしょう。

正解　1，4，5

参考文献

1) 岡田知雄, 有阪　治, 井上文夫ほか. 小児肥満症診療ガイドライン2017. 日本肥満学会編, 東京：ライフサイエンス社；2017, p.3-22.
2) Francis A, Eltaki K, Bash T, et al. The safety of preoperative sedation in children with sleep-disordered breathing. Int J Pediatr Otorhinolaryngol 2006；70：1517-21.
3) Schwengel DA, Sterni LM, Tunkel DE, et al. Perioperative management of children with obstructive sleep apnea. Anesth Analg 2009；109：60-75.
4) Bernumof JL, Dagg R, Benumof R. Critical hemoglobin desaturation will occur before return to an unparalyzed state following 1 mg/kg intravenous succinylcholine. Anesthesiology 1997；87：979-82.
5) 日本麻酔科学会. 日本麻酔科学会気道管理ガイドライン2014（日本語訳）：より安全な麻酔導入のために. http://www.anesth.or.jp/guide/pdf/20150427-2guidelin.pdf
6) Kim TK, Obara S, Johnson KB. Basic principles of pharmacology. Miller's Anesthesia, 8th edition, Miller RD eds, Philadelphia：Elsevier Saunders；2015, p.590-613.
7) da Silva MP, Matsui C, Kim DD, et al. Sugammadex ED90 dose to reverse the rocuronium neuromuscular blockade in obese patients. Rev Col Bras Cir 2017；44：41-5.

17 心肺停止

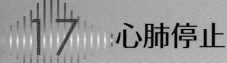

小澤 純一・櫻井 淑男

3歳の女児。自宅の浴槽で浮いているのが発見された。緊急通報をしたのちに家族による胸骨圧迫が実施された。救急隊員によれば現地到着時心肺停止であった。ただちにバッグマスクによる換気と胸骨圧迫を施行しながら搬送してきた。通報から現地到着まで4分，搬送に5分かかった。

問 1 心停止の場合の心リズムとして正しいものをすべて選べ。

1. AF（atrial fibrillation；心房細動）
2. PEA（pulseless electrical activity；無脈性電気活動）
3. VF（ventricular fibrillation；心室細動）
4. 心静止
5. 房室ブロック

指導医：A 先生，3歳の女児が心肺停止にて緊急で搬送されてきます。救急隊の情報ではバックマスクによる換気と胸骨圧迫が開始されており，すでに蘇生開始の状態です。私たちはどうすればよいですか？（コラム 1）

100％酸素でバックバルブマスク換気，除細動器を準備してもらい，心肺蘇生法（cardio pulmonary resuscitation：CPR）を継続します。

A 先生

指導医：まず人を集めなくてはいけませんね。救急カートも必要です。人が集まり，酸素投与開始，除細動器の準備も整いました。蘇生チームのリーダーを決める必要があります。

では私がリーダーになります。

A 先生

指導医：リーダーの仕事は何ですか？

コラム1
心停止

　心停止とは心臓の機械的な運動が失われ血液循環が停止することであり，臨床的には意識なし，呼吸なしまたは死戦期呼吸のみが見られる，脈拍が検知できないといった状態である．

　心停止のリズムは心静止，PEA，VF，pulseless VT の4つである．

　特に，心静止と PEA は12歳未満の小児においてはもっとも多くみられるリズムなので覚えておくとよい．

コラム2
胸骨圧迫

　胸骨圧迫の深さは成人では 5 cm 以上だが，小児および乳児ではそれぞれ胸部前後方向の長さ 1/3 または 5 cm，4 cm となっている．

　小児では1人であれば 30：2（胸骨圧迫：人工呼吸），2人であれば 15：2（胸骨圧迫：人工呼吸）の比率で行う．

　挿管後は胸骨圧迫と人工呼吸は独立して行われる．胸骨圧迫は中断せず，人工呼吸は1分間に 10 回となる．

まず役割分担をします．胸骨圧迫する人，気道管理する人，点滴，薬物を準備する人，除細動器やモニターを管理する人，記録・タイムキーパーをする人を決めます．	A先生

 指導医　そうですね．SAMPLE 聴取をしてもらう人も忘れないでくださいね．あっ，もう患者さんが搬入されましたね．リーダー，役割分担をしてください．蘇生チームのパフォーマンスはどうですか？　胸骨圧迫の質はどうですか？

そうですね．今は 100 から 120 回/分で行われているので回数はよいと思います．深さもよいと思います．換気も適切だと思います（コラム2）．	A先生

＊SAMPLE は，S は signs and symptoms で主訴，A は allergy でアレルギー，M は medication で内服薬，P は past medical history で既往歴，L は last meal で最終食事，E は event で現病歴，となる．

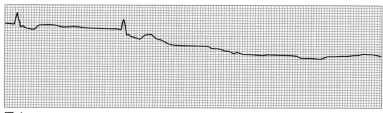

図1

指導医　胸骨圧迫は思っているよりも疲れます。疲れてしまうと有効な胸骨圧迫ができなくなってしまいますのでリーダーが指示して2分ごとに交代させてください。

除細動器モニターを装着しました。波形はこのようです（図1）。心静止でいいですか？ B先生

指導医　そうです。心静止の波形ですが，モニターの電極，感度，誘導を確認しましょう。治療に移りましょう。薬物投与担当のC先生は？

はい，CPRは継続し骨髄路または静脈路が確保できているのであればアドレナリンを 0.01 mg/kg を投与します。 C先生

指導医　そうですね。アドレナリンは3～5分ごとに投与を行います。もしも骨髄路や静脈路が確保できていない場合は気管内に投与しますが，その場合は 0.1 mg/kg になりますね。タイムキーパーのD先生，時間経過は？

CPR継続し2分経過しました。一度胸骨圧迫をやめてもらい，波形の確認です。 D先生

波形に変化ありませんでした。 A先生

指導医　CPR，アドレナリン投与継続（図2）しても変化ありません。治療可能な可逆的な原因として考えるのは6H5Tです（表1）。その参考になるのは SAMPLE 聴取ですね[1]。

指導医　次の波形チェックで変化が見られましたが，脈は触れることができませんでした（図3）。この状態は何と呼びますか？

PEAです。 A先生

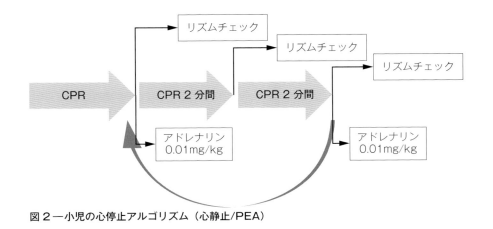

図2―小児の心停止アルゴリズム（心静止/PEA）

表1―6H5T

6H	5T
循環血液量減少（hypovolemia）	毒物（toxin）
低酸素症（hypoxia）	心タンポナーデ（tamponade, cardiac）
水素イオン（hydrogen ion）（アシドーシス）	緊張性気胸（tension pneumothorax）
低/高カリウム血症（hypo-/hyperkalemia）	血栓症（冠動脈または肺動脈）（thrombosis）
低血糖（hypoglycemia）	外傷（trauma）
低体温（hypothermia）	

指導医: 心静止，PEAは小児二次救命処置（pediatric advanced life support：PALS）では同じアルゴリズムで治療を行います。
その後さらにCPRを続行したところ，次の波形チェックでこのように波形が変化しました（図4）。この波形は何でしょうか？

C先生: VFです。

指導医: そうですね。VFも心停止の一部として扱われますが，治療方法が心静止やPEAの治療法とは違います。

B先生: はい。VFの波形を見たら除細動による電気ショックを与えます。

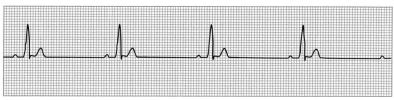

図3

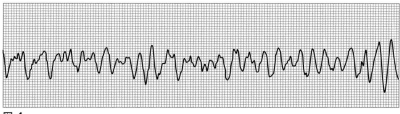

図4

指導医　電気ショックは何ジュールから開始しますか？

初回ショックは2 J/kg, 2回目は4 J/kg, 3回目以降は4 J/kg以上で行い, 最大エネルギー量は10 J/kgです。
A先生

指導医　そうですね。小児患者ではパドルのサイズも気にしなければいけませんよ。一般的にはマニュアル除細動器の場合は10 kg以上では成人用パドルで, 10 kg未満では乳児用パドルを使用します。
一方, AEDパッドの場合は25 kg未満または8歳未満では小児用パッドを使用するのでマニュアル除細動器と混同しないように注意してください。除細動器には単相性と二相性があり, 効率のよい二相性ではより低いジュール数から開始することができることも覚えておくとよいでしょう。

指導医　では電気ショックをお願いします。

バッグマスクで換気しているE先生, 胸骨圧迫しているD先生, 離れてください。他の先生も離れてください。心臓を挟む感じで電導ゲルを塗ったパドルを装着し, もう一度安全を確認して放電します。
A先生

先生, 電気ショック後に波形が変化したようなので胸骨圧迫をちょっと待ってもらってください。
B先生

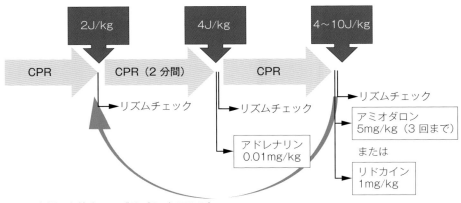

図5 小児の心停止アルゴリズム（VF/VT）

指導医

だめです。ただちに胸骨圧迫と換気を開始してください。
PEA の疑いもあるため，ただちに CPR を再開しなければいけません（図5）。とても大切なので忘れないでくださいね。

指導医

リーダー，電気ショック後，2分経ちました。リズムをチェックしてください。

頸動脈が触れます。橈骨動脈も弱いですが，触れますね。リズムは整で頻脈です。
A先生

指導医

ではあとは PICU の先生にお任せしましょう。
では今，蘇生に参加した先生方，集まってください。ブリーフィングしましょう。B先生，小児において心停止に至る経路を2つ挙げてみてください。

低酸素性/呼吸原性心停止と突然の心停止です。
B先生

指導医

そうですね。低酸素性/呼吸原性心停止は小児においてもっとも多い原因です。成人とは異なり呼吸不全の結果，心停止となることが多いので CPR 中に気道，酸素化，換気をしっかりと行うことが大変重要になります。

正解　2，3，4

> *リーダー：3歳　15 kg の女児第一印象は蘇生であり CPR を開始，モニター上 pulseless VT でしたので心停止アルゴリズムにそって蘇生を開始します。初回ショック　4 J/kg で 60 J ショックお願いします。
> *除細動担当：はい。（心の中で：あれ？　初回ショックは 2 J/kg じゃなかったかな？　でも指示通りにすればいいか）
> *リーダー：静脈路確保されたのでアドレナリンを 1 ミリ投与してください。

図 6

問 2　病歴聴取において焦点を絞った病歴聴取の項目として SAMPLE を覚えておくと便利です。聴取すべき内容の頭文字からできています。SAMPLE を構成するものとして正しいものをすべて選べ。

1. アレルギー
2. 最終食事
3. 家族歴
4. 主訴
5. 予防接種歴

指導医：蘇生を成功させるためにとても大切な考えがあります。それはチームダイナミクスです。チームダイナミクスの一つに役割分担がありますが内容は？

A 先生：えー，チームリーダー，気道確保担当，静脈路/骨髄路/薬剤担当，モニター/除細動器担当，胸骨圧迫担当，記録・タイムキーパー担当，病歴聴取をする人が必要になると思います。

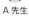

指導医：そうです。では双方向性のコミュニケーションはどうでしょうか？

A 先生：明確に伝えるとかでしょうか？　うーん，わからないです。

指導医：例えばこのような状況となったとしましょう（図 6）。
役割分担はできました。波形では pulseless VT です。除細動によるショックを与えます。これからアドレナリンを投与する状況だとしましょう。

指導医：まずこの受け取りでできていることとできていないことに関して考えてみましょう。
まずは，何か問題ありますか？

表2―チームダイナミクスの要素

1. クローズドループコミュニケーション
2. 明確なメッセージ
3. 明確な役割分担と責任
4. 限界の把握（2分おきに人工呼吸と心臓マッサージを交代するなど）
5. 知識の共有
6. 建設的介入（2分おきにCPRの質を確認するなど）
7. 再評価と要約
8. 相互尊重

リーダーが初回ショックジュールを間違えたところがそもそもの問題です。

B先生

指導医

もちろんそうですが，やはりどこかでエラーは発生してしまいます。エラーやミスは避けるようわれわれは努力しなければいけません。そこでこのチームダイナミクスが大変重要になってきます。今回の問題点としてはそれだけではありませんね。

それはチームダイナミクスがうまく機能していなかったということでしょうか？

E先生

指導医

そのとおり！　除細動担当者はおかしいと思ったのであればここで建設的介入を行いましょう。「初回ショックは4 J/kgでしょうか？　2 J/kgではなかったでしょうか？」と建設的な介入をしてください。また蘇生の場合は2分おきにCPRの質をリーダーがチェックしましょう。

指示された通りに「はい」と答えるだけではなく，「はい，4 J/kgの60 Jでショックを行います」などと復唱による確認をする必要がありました。

A先生

指導医

またアドレナリン1ミリを投与してくださいとの指示は不明確です。1 mLもしくは1 mgなのかもしれません。はっきりと最後まで単位を言わないと正確に伝わりませんから明確な指示を出しましょう。
また，作業が完結しましたら「静注しました」とリーダーへの報告も行いましょう。
チームダイナミクスにおいて重要なことは8つです（表2)[1]。
今回は再評価と要約はしっかりとできていましたね。どのアルゴリズムで開始するかをチームで情報共有できています。

指導医

今回のケースでは評価できませんが、リーダーは例えば原因がわからなければチームのメンバーに意見や助言を求めるなど知識の共有を行う必要もあります。その際にも相互尊重を行い上下関係なく対等に助け合うことが大切です。
また限界の把握ですが自身の能力、知識、体力の限界はもちろんのことチームメンバーの限界に関しても把握することは大切ですね。

正解　1, 2, 4

参考文献

1) AHA. PALSプロバイダーマニュアル AHAガイドライン2015準拠. 東京：シナジー, p.75, p.105-12, p.239-44.
2) 日本蘇生協議会. JRC蘇生ガイドライン2015オンライン版. p.11 #心電図. https://www.jspicc.jp/pals_pretest.pdf

18 予想される挿管困難症例

坂倉 庸介

1歳4カ月の男児。身長75 cm, 体重11 kg。小顎, 口蓋裂を認めピエールロバン症候群と診断されていた。口蓋裂の手術が予定された。術前のCTで下顎低形成と顎関節部の形成異常, 左右下顎枝の非対称を認めた。なおCT検査で気道狭窄はなく, 検査時の鎮静で気道狭窄症状もなかった。

問1 この症例の麻酔導入方法として正しいのはどれか。2つ選べ。

1. 導入後末梢静脈路を確保する
2. 複数人の麻酔科医で導入する
3. 鎮静しないで意識下挿管する
4. 導入薬は通常の量を投与する
5. セボフルランで緩徐導入する

指導医: A先生, ピエールロバン症候群の小児の口蓋裂の手術の麻酔を担当してもらいます。ピエールロバン症候群とはどのような疾患か知っていますか?

顎が小さくて麻酔管理上, 挿管困難が問題になる先天性奇形だと思います。
A先生

指導医: そうですね。小顎, 舌根沈下, 上気道閉鎖が三主徴です。胎生7〜11週ごろ, 下顎の低形成により舌が後方に偏位し, 口蓋の癒合が阻害され口蓋裂を生じます。上気道閉塞。上気道閉塞は舌根沈下によりますが, 程度は様々で, 重症例では新生児期に上気道閉塞を解除するために舌前方牽引術を行います[1]。

指導医: 類似疾患にトリーチャーコリンズ症候群がありますがA先生, 違いは分かりますか?

どちらも小顎症が特徴の奇形だと思います。
A先生

指導医　そうですね。トリーチャーコリンズ症候群は下顎低形成に加えて頬骨の欠如が加わり垂れ下った目が特徴です。顔面の奇形の程度が大きいといえます。

指導医　ではB先生，この患児の重症度について評価してみてください。

重症例では仰臥位で上気道が閉塞し，伏臥位での管理が必要となります。この症例は上気道閉塞症状がなく，また検査時の鎮静でも上気道閉塞が起きないことから，軽症だと思います。しかし下顎低形成や顎関節部の形成異常があることから，気管挿管困難が予測されるため，麻酔導入方法について十分な検討が必要と考えます。 B先生

指導医　そうですね。A先生，術前診察ではどのようなことに注意しますか？

先天性疾患の患児は並存疾患を有していることが多く，過去に手術を受けている可能性があり，その時の麻酔に問題がなかったか問診します。睡眠時の呼吸状態を問診することで，上気道狭窄の評価の助けになります。小児では気道評価の診察は難しいですが，開口制限の有無や，頸部の可動域制限の有無などは普段の生活の様子について親への聴取で評価できます。聴診での吸気性喘鳴の聴取や肋骨弓窩の陥凹などの胸郭変形を診ることで上気道狭窄の評価をすることができます。最近の上気道感染の既往があるときは，気道内分泌物が多くなり気管挿管，抜管が困難になる可能性があるため，手術を延期する必要性があります。 A先生

指導医　そうですね。ピエールロバン症候群の患児では顔面の変形が少なく，正面からの観察ではよくわからないことがあります。このような場合は横顔を診察すると顎の発達状況がわかりますので，ぜひ診てください。
麻酔導入はどのように行いますか？

通常小児では緩徐導入後の末梢静脈路確保を行うことが多いですが，この症例は麻酔導入後のCICV（cannot intubate cannot ventilate）の可能性が高いため，緊急時の薬物投与に備え，事前に末梢静脈路を確保します。気道確保困難に備え，導入は複数人の麻酔科医で行います。CICVに対応できるよう声門上器具，気管支ファイバー，ビデオ喉頭鏡など事前に各種デバイスを準備します。 A先生

指導医　意識下挿管についてどう考えますか？

新生児では鎮静による上気道閉塞の悪化を防ぐため，意識下に挿管する場合もありますが，この症例は1歳4カ月であり，乳幼児では抵抗が激しく，気道確保困難になる可能性があるので意識下挿管は望ましくないと思います。セボフルランによる緩徐導入をして，自発呼吸を温存したまま，麻酔深度を深くして，喉頭展開します。

その方がよいですね。では筋弛緩薬は投与しますか？

筋弛緩薬はマスク換気困難時のマスク換気を改善する手段とされています。しかし気道確保困難が予測される症例では，自発呼吸を温存することが望ましいので，筋弛緩薬の使用は避けるべきだと思います。

そうですね．喉頭には気道拡張筋（頤舌筋，頤舌骨筋など）と気道閉塞筋があり，気道拡張筋の方が麻酔薬に感受性が高く麻酔導入時には気道閉塞に傾きます。麻酔が深くなったり，筋弛緩薬が十分効くと両者のバランスが取れて気道が開通しやすくなります。それが日本麻酔科学会気道管理ガイドラインで筋弛緩薬の使用が勧められている理由です。しかしピエールロバン症候群では解剖学的に上気道が狭く，筋弛緩薬の使用により咽喉頭の腹側の組織が背側に移動し，さらに上気道が狭くなる可能性があります。

正解　2，5

問2 酸素，セボフルランで緩徐導入を行ったところ，徐々にマスク換気が困難となり，Sp_{O_2}が低下してきた。対応として**誤っている**のはどれか。

1. エアウェイを挿入し換気を試みる
2. 声門上器具を挿入し換気を試みる
3. 喉頭鏡を用いて気管挿管を試みる
4. セボフルランを中止し覚醒させる
5. 針を甲状輪状膜に刺して送気する

A先生，日本麻酔科学会気道管理ガイドラインは知っていますか？ ガイドラインに沿って今回の対応をシミュレーションしてみましょう（図1）。

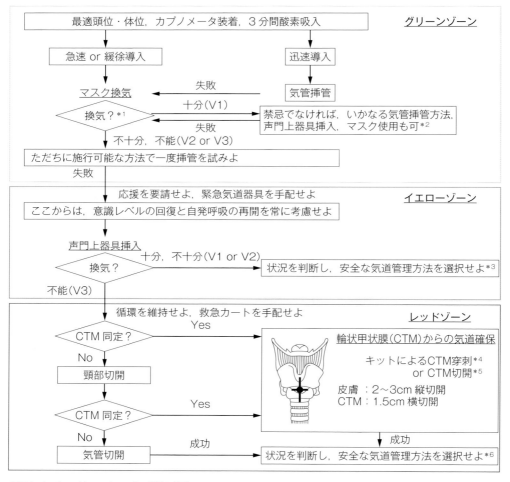

CTM(cricothyroid membrane)：輪状甲状膜
*1：裏面に記載された方法を使ってマスク換気を改善するよう試みる．
*2：同一施行者による操作あるいは同一器具を用いた操作を，特に直視型喉頭鏡またはビデオ喉頭鏡で3回以上繰り返すことは避けるべきである．迅速挿入においては誤嚥リスクを考慮する．
*3：(1)意識と自発呼吸を回復させる，(2)ファイバースコープの援助あるいはなしで声門上器具を通しての挿管，(3)声門上器具のサイズやタイプの変更，(4)外科的気道確保，(5)その他の適切な方法などの戦略が考えられる．
*4：大口径の静脈留置針による穿刺や緊急ジェット換気は避けるべきである．
*5：より小口径の気管チューブを挿入する．
*6：(1)意識と自発呼吸を回復させる，(2)気管切開，および(3)気管挿管を試みるなどの戦略が考えられる．

図1—麻酔導入時の日本麻酔科学会（JSA）気道管理アルゴリズム（JSA-AMA）

> まずマスク換気を改善する方法を試します．マスク換気を改善する方法として，エアウェイの使用，二人法，筋弛緩薬の使用などがあります．今回は上気道狭窄が元々あり，筋弛緩薬の効果は乏しく，むしろさらに上気道狭窄が強くなる可能性があり，望ましくないです．

A先生

指導医：マスク換気が困難なときはどうしますか？

A先生：マスク換気が困難なときは、気管挿管を行いますが、通常の喉頭鏡では挿管困難である可能性が高いため、ビデオ喉頭鏡を使用します。

指導医：気管挿管できない場合はどうしますか？

A先生：気管挿管できないときは、声門上器具の挿入を試みます。声門上器具で換気ができないときは、輪状甲状膜切開による外科的気道確保を行います。

指導医：そうですね。気管挿管ができないと判断した時は覚醒も考慮して麻酔を中止して、声門上器具の挿入を試みます。
日頃よりアルゴリズムを理解して、迅速に対応することが大事ですね。このガイドラインは小児から成人まで使用できるように作られていますが、小児で使用するにはいくつか問題点があります。B先生わかりますか？

B先生：よくわかりません。
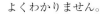 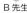

指導医：ガイドラインではカプノグラムの波形を三段階で評価していますが、小児では麻酔回路、マスクの死腔により正確に呼気をカプノグラムの波形として得ることができない可能性があります[2]。またガイドラインではSpO_2は比較的長い間安全域を維持すると述べられていますが、小児では成人に比べ、機能的残気量が少なく、酸素予備能が低いため、SpO_2の低下も早期に起こります。

A先生：輪状甲状膜切開による外科的気道確保は麻酔科医がするのですか？
 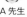

指導医：アルゴリズムには記載されていますが、小児の場合は非常に困難ですので、そこに至らないようにすることが重要だと思ってください。

指導医：ところでB先生、小児で使用できるビデオ喉頭鏡にはどのようなものがありますか？

B先生：日本で小児に使用できるビデオ喉頭鏡には、マルチビュースコープ™、グライドスコープ®、エアトラック®、エアウェイスコープ®があります。最近成人で有効性が示されている McGRATH®・MAC はブレードの最小サイズは2であり、体重10 kg以上が適応となっています。

指導医

そうですね．小児で使用できる声門上器具には現在さまざまなものがあります。また声門上器具を挿入し換気を改善した後に，気管支ファイバーを用いて，声門上器具の内腔を通して気管挿管できます[3]。小児のCICVにも声門上器具は有用ですので，日頃より使い慣れておくことが大切ですね。

正解　5

参考文献

1) 中尾三和子．頭蓋顔面異骨症，下顎顔面異骨症．高橋眞弓編．麻酔科診療プラクティス1 まれな疾患の麻酔．東京：文光堂；2001，p.220-3．
2) 磯野史朗，本山悦朗．小児麻酔における気道管理研究—現状と将来の展望．LiSA 2015；22：692-704．
3) Takeshita S, Ueda H, Goto T, et al. Case report of Pierre Robin sequence with severe upper airway obstruction who was rescued by fiberoptic nasotracheal intubation. BMC Anesthesiol 2017；17：43．

19 予期しない気道確保困難症例

谷口 由枝

8歳の女児。身長110 cm，体重15 kg。出生時より口蓋裂と小顎症を認め，トリーチャーコリンズ症候群と診断された。睡眠時無呼吸症候群があり，夜間側臥位で持続的気道陽圧(法)（continuous positive airway pressure：CPAP）を施行していた。今回，後鼻孔閉鎖に対し解放術が予定された。酸素，セボフルラン5％でマスク換気による導入を行い，意識が消失したところ，補助換気ができなくなった。

問1 行うべき手技で適切でないのはどれか？

1. ただちにセボフルランを止め純酸素にする
2. 側臥位にして気道確保が可能か確認する
3. 経口エアウェイを入れ補助換気を続ける
4. 喉頭展開し口腔吸引し気管挿管を試みる
5. 声門上器具を挿入して補助換気を試みる

指導医: 皆さんは"トリーチャーコリンズ症候群"ってどのような病気か知っていますか？

A先生: はい。国家試験問題にも出題される，確か常染色体優性遺伝で，顔面が特徴的であったと思いますが。

指導医: その顔面が特徴的ということをもう少し詳しく説明できますか？

B先生: はい。頬骨がなかったり，目が垂れ下がっていたり，顎が小さかったりします。

指導医: そうですね。小顎による挿管困難が麻酔管理上問題になります。下顎顔面異骨症とも言われ，10,000〜50,000人に1人の割合で新生児に認められるとも言われています。鰓弓症候群の一つとも言われ，下顎短縮症や頬骨の不形成，伝音難聴，耳の奇形化もしくは不形成が見られます。

指導医　今回のお子さんには，睡眠時無呼吸症候群も指摘されていますよね。CPAPも使われていたようだけど，睡眠時無呼吸症候群の診断，重症度はわかりますか？

はい。睡眠時無呼吸とは，一晩の睡眠中30回以上の無呼吸があり，そのいくつかがno-REM期にも出現するものと定義されていると思います。

A先生

また，30回以上の無呼吸だけでなく，10秒以上の呼吸気流の停止がある場合もそうです。1時間あたりの無呼吸回数が5回以上で，睡眠時無呼吸とされます。

B先生

指導医　そうですね。成人の場合についてそう言われますが，小児についてはどうでしょう？

成人と小児では違うことは想像がつきますが，詳しくはわかりません。

A先生

小児においての診断基準，重症度はわかりません。

B先生

指導医　どのような検査を行うか知っていますか？

終夜睡眠ポリグラフィ検査（polysomnography：PSG）でしょうか。

A先生

指導医　そうです。この検査で，睡眠の質や重症度がわかります。重症度は，無呼吸低呼吸指数（apnea hypopnea index：AHI）として表されます。
小児においては，2002年米国小児科学会からのガイドライン[1]，および2005年に改定されたICSD2（International Classification of Sleep Disorders 2nd）[2]において，初めて小児における閉塞性睡眠時無呼吸症候群（obstructive sleep apnea syndrome：OSAS）が定義されています。それによるとOSAS診断にもPSG検査が標準化されAHI≧1が診断基準とされています。2014年にICSD3（International Classification of Sleep Disorders 3rd）が発表され，小児における重症度分類は1≦AHI＜5/hが軽症，5≦AHI＜10/hが中等度，10≦AHIが重症となります。

そうなのですね。この患者さんは，その検査の結果はわかりませんが，夜間のCPAP利用などから考えて重症であったと考えます。

B先生

指導医　では，そのような背景をもったこの患者さんが，緩徐導入中に，マスク換気ができなくなった，その状況から何を考えますか？

表1 — Apnea/Hypopnea/OSAS の定義

	無呼吸 (apnea)	低呼吸 (hypopnea)	睡眠時無呼吸 (OSAS)
1999年 AASM	10秒以上の持続時間	10秒以上の持続時間	AHI： 5回/h以上
2005年 ICSD2	2呼吸周期以上の持続時間	2呼吸周期以上の持続時間	AHI： 1回/h以上
2007年 AASM	2呼吸周期以上の持続時間	2呼吸周期以上の持続時間 振幅が50％以上低下 and/ or 50％以上の気流の低下が 10秒以上持続 or 3％以上の 酸素飽和度の低下か覚醒反応 を伴うもの	AHI： 1回/h以上

(American Academy of Sleep Medicine：The International Classification of Sleep Disorders 2nd ed. Diagnostic and Coding Manual, Westchester, IL：AASM；2005, p.30-40.
西村洋一, 北中隆宏, 中山敦詞, ほか. 幼小児の睡眠時無呼吸症候群に対する当科の検討. 口腔・咽頭科 2010；23：175-82 より引用)

表2 — 小児閉塞性無呼吸症 診断基準（ICSD-3）

基準AとBをどちらも満たす。もしくはC単独
A．以下の最低1つ
　1．いびき
　2．努力性，奇異あるいは閉塞性呼吸が小児の睡眠中に認められる
　3．眠気，多動，行動の問題，あるいは学習の問題がある
B．PSGにて下記の1つ以上
　　睡眠1時間あたり1以上の閉塞性，混合性無呼吸あるいは低呼吸（もしくはC単独を満たす）
C．小児低換気の定義を満たし，かつ下記条件（閉塞性低呼吸）のいずれか1つを満たす。
　a．イベント中のいびき
　b．吸気時に鼻圧あるいは気道陽圧呼吸（positive airway pressure：PAP）機器からの気流信号の平坦化が基準呼吸に比較して増加
　c．イベント前には認められない胸腹部奇異運動がイベント中に認められる

OSASの小児と成人の定義の違い
　1．無呼吸，低呼吸の秒数の定義が異なる
　2．診断に必要な無呼吸低呼吸指数（AHI），臨床症状，重症度分類が異なる
(鈴木雅明. 小児の睡眠時無呼吸症候群と手術適応. 日耳鼻会報 2016；119：1444-5 より引用)

舌根沈下でしょうか？　そうであれば経口エアウェイを挿入して換気ができるかどうかを確認すればいいと思います。
A先生

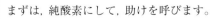 まずは，純酸素にして，助けを呼びます。
B先生

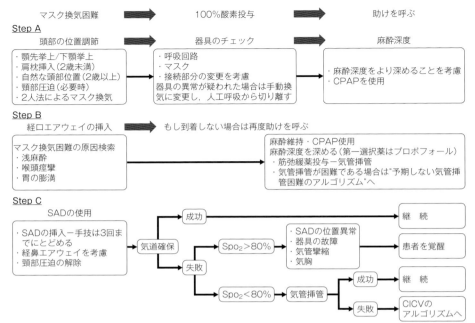

図1―マスク換気困難小児患者の麻酔導入アルゴリズム（1〜8歳）
(Difficult Airway Society：Paediatric difficult airway guidelines. https://www.das.uk.com
久米村正輝，木山秀哉，上園晶一．小児麻酔；最近の基本的な考え方―気道確保．麻酔 2013；62：1060-8 より引用）
SAD：supraglottic airway device
CICV：cannot intubation cannot ventilation

指導医
マスク換気が困難となったときには，図1にあるように，Step A〜Cの手順があります．一番大切なのは，まずは100%酸素にして，助けを呼ぶということです．

そうか，一人で慌てないことですね．枕の高さをかえたり，肩枕を入れたりしてもいいのでしょうか？

A先生

指導医
そう，それがまさに Step A に挙げられている頭部の位置調節です．そのほかに考えられることは？

助けを呼んだ後に，マスクフィットを確認して2人でマスク換気を行うでもよいのでしょうか？

B先生

指導医
そのとおり！ そして，麻酔器，人工呼吸器を含め器具の不具合がないかどうかも確認が必要です．Step A から Step B をみてみましょう．

コラム1
マスク換気困難のアルゴリズム

　本章での気道確保困難に対して，引用した文献はDifficult Airway Society（DAS；https://www.das.uk.com）から提唱されている小児（1〜8歳）に対するマスク換気困難におけるアルゴリズムである。

　日本麻酔科学会（JSA）での気道確保困難に対するグリーンゾーン，イエローゾーン，レッドゾーンにおける各々の対応，処置とDASにおける，Step A，Step B，Step Cと照らし合わせると，相違点があることがおわかりいただけると思う。JSAからのガイドラインは主に成人を対象とされたものと考えられる。解剖学的，生理学的観点において，また年齢によっても，個体差を持ち，麻酔導入法においても，小児は成人と異なる点がある。以上より，今回著者は，DASによるアルゴリズムがより実臨床に適したものと考え，本章で引用させていただいた。

麻酔深度の確認とあるのは，麻酔深度がまだ浅い状態では，換気が難しいということですか？　それでプロポフォールが第一選択なのですね。

A先生

Step Bでは，筋弛緩薬の投与を行って気管挿管を試みるとあります。換気ができなかったら不安です。

B先生

指導医
あくまでも助けを呼んで，上級医にも介助を頼んだうえで投与してください。さらに経口エアウェイを挿入しても換気不十分なことはありますよ。浅麻酔での喉頭痙攣であると判断した場合には，筋弛緩薬の投与も考えなくてはなりませんね。

はい。Step Cで声門上器具の使用があげられていますが，手技は3回までで，そこでも気道確保が失敗に終われば，その先を考えなくてはいけないということですね。

A先生

指導医
そのとおり。このアルゴリズムではSp_{O_2} 80%を境界ラインとしています。気管挿管も頭に入れながら，患者覚醒の選択をする，その時の鑑別として，気管攣縮や気胸の存在も考えることは大切です。

でも気管挿管の選択をしても，失敗するかもしれないし……怖いな。

B先生

指導医 そうですね。だからこそ、CICV のアルゴリズムの周知、理解も大切ですね。

正解 4

問 2 換気困難は、SAD 挿入によって気道確保できたことにより解消され、手術は 1 週間後に延期となった。病棟にて静脈ライン確保後の手術室入室となった。麻酔導入時の準備として、**必要ではない**のは何か？

1. SAD
2. GEB（gum elastic bougie）
3. ビデオ喉頭鏡
4. 気管支ファイバー
5. 輪状甲状膜切開キット

指導医 先ほどのマスク換気困難アルゴリズムをよく理解し、予期せぬ挿管困難アルゴリズムまでを考えてみましょう。今回予定されていた手術は、"後鼻孔閉鎖に対する解放術" ですね。次回の挿管をどのようにしたらいいですか？

はい。マスク換気困難の既往があり、SAD で気道確保が可能であったとしても、後鼻孔閉鎖に対する解放術ですから、気管挿管が望ましいと思います。SAD を使っての気道確保後に気管支ファイバーで確認し挿管手技を行うことも考えて準備をしてはどうでしょう。
A先生

指導医 そうですね。他に準備をするのは？

ビデオ喉頭鏡や GEB の準備も必要と思います。
B先生

指導医 そう、色々な状況を想定して十分な準備を行うことが大切です。先ほどのアルゴリズムでは、予期しない気管挿管困難のアルゴリズムも提示されているので、こちらもしっかりと勉強しておきましょう。

はい、よくわかりました。
A先生

ありがとうございました。 B先生

正解 5

参考文献

1） American Academy of Pediatrics Clinical practice guideline：Diagnosis and management of childhood obstructive sleep apnea syndrome. Pediatrics 2002；109：704-12.
2） American Academy of Sleep Medicine：The International Classification of Sleep Disorders 2nd ed. Diagnostic and Coding Manual, Westchester, IL：AASM；2005, p.30-40.
3） 西村洋一，北中隆宏，中山敦詞ほか．幼小児の睡眠時無呼吸症候群に対する当科の検討．口腔・咽頭科 2010；23：175-82.
4） 鈴木雅明．小児の睡眠時無呼吸症候群と手術適応．日耳鼻会報 2016；119：1444-5.
5） Difficult Airway Society；Paediatric difficult airway guidelines.
https://www.das.uk.com
6） 久米村正輝，木山秀哉，上園晶一．小児麻酔：最近の基本的な考え方—気道確保．麻酔 2013；62：1060-8.

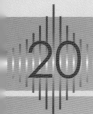

MRI 検査の鎮静

川村　篤・橘　一也

14 歳の児。身長 120 cm，体重 19 kg。出生時の虚血性・低酸素性脳症による重症心身障害がある。痙性が強く側弯と四肢の硬直を伴っている。小児科医から前回の MRI 検査時に鎮静薬の投与により気道閉塞が見られ，経皮的酸素飽和度（SpO_2）が低下したため麻酔科医による鎮静が依頼された。患児は頸部後屈があり，流涎が多い。呼吸数は 18 回/分であるが軽度陥没呼吸が見られる。SpO_2 はルームエアで 90% であった。

問 1　正しいのはどれか。1 つ選べ。

1. 静脈麻酔薬を使用しない鎮静は自然入眠と変わらない
2. 水頭症用シャントバルブは MRI 対応であれば問題ない
3. 非挿管の鎮静で行う場合でも絶飲食時間を考慮する
4. MRI 撮影中の患者の呼吸様式の監視は容易である
5. パルスオキシメータは換気の評価として最適である

指導医　A 先生，小児科の先生から MRI 検査の鎮静の依頼がありました。担当したことはありますか？

ありません。MRI 検査の鎮静は小児科の先生が担当していますので。
A 先生

指導医　日本では多くの施設で主に小児科の先生が MRI 検査の鎮静を担当していますね[1,2]。MRI の検査は痛みを伴うものではありませんが，撮影時間が比較的長く，機械の音が大きいので体が動き，画質が低下するので鎮静や全身麻酔が必要となります。内服や坐薬だけの鎮静であっても静脈路を確保する施設や，すべての症例を麻酔科学会の術前絶飲食ガイドラインに即して管理している施設もありますが，今のところ管理の基準は各施設でさまざまですね。わが国では「MRI 検査時の鎮静に関する共同提言」というものがあるので読んでおくとよいでしょう[3]。
ところで B 先生は MRI 室に入ったことはありますか？

MRI 室にはまだ入ったことがありません，MRI 室の中で鎮静や麻酔の導入を行うのでしょうか？
B 先生

指導医:MRI室の外でMRI用のベッドで導入してからMRI室に移って検査を開始します。MRIの前室は手術室と同じ機材,物品が用意されていませんし,麻酔器もありません。手術室の看護師さんもいないので,物品が足りなくてもすぐでてこないかもしれません。いつもと違う環境なので,鎮静や麻酔導入を行う前に確認すべきことがたくさんあります。
では,A先生この患者さんに関して確認しておくことは何でしょうか?

まず全身麻酔症例と同様に身体所見,既往歴,アレルギー,麻酔歴などの確認をします。
A先生

指導医:そうですね。さらに,MRI検査を受ける子どもさんは鎮静・麻酔管理上のリスクを持っている場合が多いので,そのことにも注意しましょう。
ではB先生,この患者さんの身体所見で特に注意すべき点は何でしょうか?

口腔内分泌物が多く,普段から陥没呼吸があり呼吸状態が不安定です。
B先生

指導医:そうですね。この患者さんのようにASA分類(米国麻酔学会術前状態分類)が高く呼吸状態が不安定な患者さんは,麻酔科医など鎮静・全身管理に慣れた医師が全身の評価をし,管理をする必要があります[4]。手術麻酔と同様に患者さんのリスク評価を行い,麻酔計画を立て,患者さんやご家族に鎮静・麻酔のリスク説明,同意を得ることも必要です。では一般的に上気道閉塞の危険因子はどのようなものがありますか?

いびき,扁桃肥大・アデノイド増殖,睡眠時無呼吸の有無,喉頭軟化症などでしょうか?
B先生

指導医:そのほかに頸部の腫瘍や縦郭腫瘍などもありますね。気道確保を考慮するうえで気道・呼吸関連合併症の危険因子の確認は重要です。早産,低出生体重児,無呼吸発作や慢性肺疾患,気管狭窄・軟化症,遺伝子異常,神経学的異常,身体的奇形などを確認しましょう。無呼吸発作の発生頻度は在胎週数が短いほど多く,受胎後60週くらいまでは可能性があります。
ではA先生,この患者さんはどのような方法で鎮静を行いますか?

前回は抱水クロラールとチオペンタールを使用したようです。検査だけですし,今回はミダゾラムの静脈注射で少し鎮静を行うのはどうでしょうか?
A先生

それで問題ないでしょうか？ 薬物が変わったとしても絶対安全とはいえませんよ，B先生はどう思いますか？

気道確保はした方がいいように思います。当施設はMRI室に麻酔器がなく吸入麻酔が使えないのでプロポフォールを用いて全身麻酔で管理します。

そうですね。MRI検査中はモニターカメラで患者さんを監視することとなるのですが，呼吸様式の評価などが困難です。酸素投与をしてパルスオキシメータだけで呼吸の評価をして安心してはいけませんよ。非挿管の場合はぜひMRI対応のカプノメータで換気の評価を行いましょう[5]。しかし，非挿管で管理していていざ呼吸状態が不安定となってもガントリに入っている患者さんを出して対処しなければなりません。前回の経過もありますし，そのうえこの患者さんは挿管困難の可能性もありそうなのでB先生の判断は妥当だと思います。

正解 3

問2 正しいのはどれか。1つ選べ。

1. 通常の生体モニターが使用できる
2. 気管挿管には必ずカフ付きチューブを使用する
3. MRI室内でシリンジポンプ，輸液ポンプは使用できない
4. MRI検査室では低体温に注意する
5. MRI対応の喉頭鏡であればどのMRI室でも使用できる

では，気道確保はどのように行いましょうか？

喉頭鏡を用いてカフ付き気管チューブを挿管します。

何か気をつけることはありませんか？

……わかりません。

表1―MRI検査で確認すべき物品・機器

MRI対応か確認が必要であるもの[1]	MRI室で使用できないもの
・酸素ボンベ	・ペースメーカー・植込み型除細動器[4]
・喉頭鏡	・人工内耳[4]
・気管チューブ，ラリンジアルマスク[2]	・脳脊髄刺激電極[4]
・人工呼吸器・麻酔器	・体内埋込式インスリンポンプ
・点滴台	・酸素マスクのノーズクリップ
・ストレッチャー，車いす	・J-VAC® ・ドレナージシステムなどの特殊な
・シリンジポンプ・輸液ポンプ	ドレーンシステム
・頭蓋内動脈クリップ	・スパイラル型気管チューブ
・可変バルブ式脳室シャントチューブ[3]	・術後早期の冠動脈ステント，大動脈ステント，
・義眼，義歯，インプラントなど	頸動脈ステント，消化管止血クリップなど
・IVCフィルター	・スワン・ガンツカテーテル
	・1970年以前のStar-Edward人工弁
	・ニトログリセリン貼付剤
	・カラーコンタクトレンズ

[1] MRI対応でなければ持ち込めない。ただし，MRI対応であっても静磁場強度3テスラを超えるMRIでは使用できない場合がある。
[2] 走査エリアから十分離し，パイロットバルーンをテープでしっかり固定する。
[3] MRI対応であっても検査前後で設定圧の確認が必要。
[4] 近年MRI対応の機器もある。
※記載したもの以外で検査不可であるものもあり，各施設で確認が必要。

指導医

MRI室では磁性体の持ち込みに注意が必要です。カフ付き挿管チューブのパイロットバルーンには金属が含まれています。チューブを走査エリアから十分離し，パイロットバルーンをテープでしっかり固定しなければなりません。ただ，静磁場強度が3テスラよりも強いMRI装置では使用しない方がいいかもしれません。これはMRI対応の喉頭鏡やその他の機器でも同様で事前の確認が必要ですね。場合によってはカフなしの気管挿管チューブ，金属を含まない声門上器具の使用を考慮しましょう。生体モニターも当然MRI対応のものでなければなりません。そのほかにMRI室内で使用できるものを確認していきましょう（表1）。
A先生，ほかに何が必要ですか？

プロポフォールを持続投与するのでシリンジポンプ，人工呼吸器が必要だと思います。MRI対応のものがあるのでしょうか？

A先生

指導医

人工呼吸器はMRI対応のものがありますが，普段あまり使用したことがないでしょうから設定の仕方を確認しましょう。シリンジポンプは当施設はMRI対応のものはありません。

ではシリンジポンプは使用できないのでしょうか？
B先生

指導医
5ガウスラインの外であれば問題ないようですが，確認は必要ですね。施設によりますが，5ガウスラインはMRI室の床などにマーキングされているので注意して使用しましょう。だから，点滴のラインを少なくとも5m以上延長しなければなりません。接続部が多くなるので接続が外れたり，ラインが巻き込まれたりすることに注意が必要です。そのほかにMRI室は機器の維持のために室温がおよそ24℃以下に維持されていますので，特に体格の小さい患者さんでは低体温に注意しなければなりません。
A先生，この患者さんのMRIの撮影時間はどのくらいか知っていますか？

30分程度だと思います。
A先生

指導医
鎮静，麻酔計画を立てるうえで撮影時間も考慮すべきです。今後心臓MRIなども行われるようですが，撮影に90〜120分程度かかることもあるようです[6]。電磁波の影響で逆に高体温となったという報告[7]もあるので注意が必要ですね。
検査が終われば，患者さんを前室に移して覚醒，抜管をしましょう。当施設にはリカバリールームがないので，抜管後は前室でしばらく観察を行い問題なければ担当医に申し送りをして一般病棟に帰棟してもらいましょう。

正解　4

参考文献

1) 勝盛　宏，阪井裕一，草川　功ほか．MRI検査を行う小児患者の鎮静管理に関する実態調査．日小児会誌 2013；117：1167-71．
2) 山中　岳，勝盛　宏，草川　功ほか．小児科専門医研修施設におけるMRI検査時鎮静の現状．日小児会誌 2017；121：1920-9．
3) 日本小児科学会・日本小児麻酔学会・日本小児放射線学会．MRI検査時の鎮静に関する共同提言．2013．
4) Coté CJ, Wilson S. Guidelines for Monitoring and Management of Pediatric Patients Before, During, and After Sedation for Diagnostic and Therapeutic Procedures：Update 2016. Pediatrics 2016 doi：10.1542/peds.2016-1212.
5) Mallory MD, Baxter AL, Yanosky DJ, et al. Pediatric Sedation Research Consortium. Emergency physician-administered propofol sedation：a report on 25,433 sedations from the Pediatric Sedation Research Consortium. Ann Emerg Med 2011；57：462-8.
6) 上村　茂．小児心臓磁気共鳴画像法（MRI）：臨床応用の進歩について．日小児放線会誌 2011；27：30-9．

7) Kussman BD, Mulkern RV, Holzman RS. Iatrogenic hyperthermia during cardiac magnetic resonance imaging. Anesth Analg 2004 ; 99 : 1053-5.

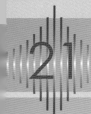

心臓カテーテル検査

竹内　護

1歳2カ月の女児。身長65 cm，体重8.3 kg。先天性肺動脈閉鎖症に対して生後3週間で右BTシャントを施行し，9カ月で両方向性グレン手術を施行した。術後のSp_{O_2}は80％前後であったが，次第に低下し経鼻カニューレで酸素2 L/分で投与してもSp_{O_2}は70％前半に低下するようになった。肺動脈の狭窄が疑われカテーテル検査と肺動脈の狭窄部位のバルーン拡張を予定した。検査データではHb 16.5 g/dL，Ht 55％以外は特記すべきものはなかった。

問1 正しいのはどれか。2つ選べ。

1. 麻酔中のPa_{CO_2}は40 mmHgを目標にする
2. 麻酔中の酸素濃度は100％酸素を使用する
3. この心疾患はファロー四徴症の極型である
4. カテーテル検査前に血液凝固検査を行う
5. 検査は自発呼吸を温存して，鎮静下に行う

指導医　先天性肺動脈閉鎖症という疾患を知っていますか？

先天性心疾患は難しくて，よくわかりません。
A先生

指導医　肺動脈閉鎖症は，心室中隔欠損症（ventricular septal defect：VSD）を伴うタイプとVSDのないタイプに分けられます。VSDを伴う肺動脈閉鎖症は，ファロー四徴症の極型ともいわれます。この患者さんは新生児期にBTシャント，乳児期に両方向性グレン手術を受けているので，おそらくVSDのないタイプと想像できます。でも大丈夫です。心カテーテル検査の麻酔は，心疾患を知らなくてもできます。

えっ！　心疾患を知らなくてもできますか？
B先生

はい。心カテーテル検査の麻酔は，基本的に吸入酸素濃度21％とPa_{CO_2}＝40 mmHgで行うのが大原則[1)]ですので，心疾患を理解しなくてもいいんです。

この患者さんでは術前の低酸素血症が主症状ですが，やはり高濃度酸素を使ってはいけませんか？

A先生

指導医
酸素濃度21%で維持ができない場合には吸入酸素濃度を上げても構いませんが，肺血管抵抗が変化すると各部分の圧データに影響するので，担当小児科医師と相談してください。極端な低酸素血症の場合は100%酸素を使用する場合もあります。またバルーン拡張などのインターベンションを行う際には一時的に低酸素血症になることがあり，この場合にも酸素を必要とすることがあります。

検査は挿管なしの鎮静下に行う方がいいんですか？

B先生

指導医
短時間の検査だけなら気管挿管しないで鎮静下で行う施設もありますが，お勧めできません。特にインターベンションも伴う場合は，長時間になることもあり気管挿管すべきです。またカテーテル検査前には，一般的な検査に加えて血液凝固検査はしておきましょう。

正解　1，4

問2　正しいのはどれか。

1. 麻酔維持にはチオペンタールを使用する
2. 麻酔中は輸血によりHt50%以上を保つ
3. フェンタニルはカテーテル検査には禁忌である
4. レミフェンタニルは高濃度を使用してもよい
5. 麻酔中のモニターとして動脈圧を確保する

全身麻酔に使用する薬物には，どのようなものがありますか？

A先生

指導医
心不全症状のない幼児期以降の心房中隔欠損（atrial septal defect：ASD），VSDなどの単純心疾患では，どんな麻酔薬を使用しても比較的安全域は広く大丈夫です。しかし複雑心疾患では，心機能の抑制の少ない，かつ肺体血流比（Qp/Qs）をあまり変化させない麻酔薬を使用すべきです。

B先生

具体的には,どんな麻酔薬がよいですか?

指導医

もっとも心拍出量を低下させない麻酔薬はフェンタニルです。したがって,フェンタニルに低濃度の吸入麻酔薬セボフルラン[1]や低濃度のレミフェンタニルを使用する麻酔法がお勧めです。レミフェンタニルは用量依存性に血圧や脈拍数を抑制するので,低濃度にとどめるべきです。アトロピンが必要になることもあります。プロポフォールも導入時の使用にとどめた方がよいでしょう。また,麻酔中の血圧はできるだけ一定になるような管理が重要です。麻酔導入後の検査中の血圧が20%以上も上下すると,それ以外の部分の圧も大きく変動するからです[1]。

指導医

それでは麻酔中のモニタリング,ラインは,どこまで必要でしょうか?

A先生

末梢静脈ラインだけでよいのではないでしょうか。

指導医

そうですね。ただし,新生児症例などのハイリスク症例やPa_{CO_2}を厳密に40 mmHg(許容範囲は38-42 mmHg)にコントロールすることが必要な症例では,動脈ラインを確保した方がよいでしょう。長時間のインターベンションが必要な症例も同様です[1]。検査中に大腿静脈などが確保されますので,それ以外に中心静脈の確保が必要な症例は重症例か循環動態の悪い症例と考えられます。

術中,カテーテル操作などによって,重篤な不整脈が起きることはありませんか?

B先生

指導医

カテーテル操作により,一定の割合で起きます。重篤と思われる不整脈が起きた際には,動脈ラインがない場合は,まず心カテ検査に使用している大腿動脈などの圧波形がモニターとして使えます。

指導医

麻酔中のHb, Htはどれくらいを目標にしますか?

チアノーゼ性心疾患ではHb 15 g/dL, Ht 45%を目標[1]にします。

B先生

指導医

そうですね。あまり高すぎると血液粘稠度が高くなり危険です。

ハイリスクの麻酔ですね! 私たちには難しそうです。

B先生

指導医

確かに肺出血，不整脈などリスクの高い面もありますが，大腿動静脈に検査用のシースが留置されてしまえば，こんなに太くて確実な動静脈ラインの存在する全身麻酔も珍しいです。ある意味で安全ともいえます。また心カテーテル検査室は体温管理が難しい施設もありますが，中枢温を持続モニタリングしてうつ熱や低体温に十分注意してください。また，穿刺部位の出血を予防するために，帰室後の鎮静法についても考慮する必要があります。抜管後も比較的安全に使用できるデクスメデトミジンによる鎮静もひとつの方法です。最初に述べたとおり心疾患を知らなくても検査の麻酔は可能ですが，理解できた方が楽しいので，1症例ずつ心疾患を理解しながら麻酔管理を行ってください。

正解　5

参考文献
1）岩崎達雄．心カテーテル検査の麻酔．竹内　護，森松博史監修．改訂版小児心臓麻酔マニュアル．東京：メディカルフロントインターナショナルリミテッド；2017．p.89-92．

索引

和文

あ
亜酸化窒素　127
アシドーシス　59,61
アセトアミノフェン　131
アデノイド　97,98
アトロピン療法　9

い
一酸化窒素　68
いびき　97
インターベンション　164
咽頭扁桃　99

う
右室肥大　71
右室流出路狭窄　71

え
エアウェイ　123
エスモロール　73

か
カプノメータ　127,159
簡易式アプノモニター　98,100
緩徐導入　125

き
気管支痙攣　108,110,112
気管支ファイバー　111,113
気管支ブロッカー　40
気管食道瘻　13,14,16,17
気管切開　108,113,114
気道確保困難　88
気道過敏性　116
気道管理アルゴリズム　127
機能的残気量　11,125
揮発性吸入麻酔薬　125
吸入酸素濃度　163
胸腔鏡補助下胸骨挙上術　27,30
胸骨圧迫　134
胸骨挙上術　30
筋弛緩モニター　130

く
空気塞栓　90
クルーゾン症候群　87

け
外科的気道確保　54

こ
口蓋扁桃　98,99
硬性気管支鏡　109,110,111,112,113
喉頭痙攣　108,110,112
喉頭浮腫　113,114
高頻度振動換気法　19
硬膜外麻酔　32,33,34
呼吸合併症　117

し
自己調節鎮痛法　93
実体重　127,128
自発呼吸　53
修正迅速挿管　11
修正体重　128
術後鎮痛　32
出生前診断　57
上気道炎　115
除細動器　137
除脂肪体重　128
心室中隔欠損症　63,71
新生児遷延性肺高血圧症　21
心停止　134,135

す
睡眠時無呼吸　97,100
　　──症候群　88,120,149
スガマデクス　130

せ
制限輸液　92
声門上気道確保器具　123
セボフルラン　127
前縦隔腫瘍　47
先天性横隔膜ヘルニア　19
先天性嚢胞性疾患　37

そ
喘鳴　105,107,113

そ
僧帽弁逸脱　29
側臥位　131

た
体外式膜型人工肺　24,54
胎児水腫　38
大泉門　8
大動脈騎乗　71
脱水　8,59
短絡血流量　79

ち
チアノーゼ　81
　　──性心疾患　165
チームダイナミクス　139
チェックバルブ　107,109

つ
ツルゴール　8

て
低クロール性アルカローシス　8
低酸素性肺血管収縮　64
低酸素発作　71
低出生体重児　82
ディストラクション　53
低体温　58,59,84

と
頭蓋開溝術　90
頭蓋骨縫合早期癒合症　87
頭蓋内圧亢進症　88
トラネキサム酸　92
トリーチャーコリンズ症候群　149

な
内臓脂肪型肥満　122

は
肺血管抵抗　80,164
肺血流　81
肺高血圧症　63,89

肺体血流比　164
肺動脈狭窄　71
肺動脈閉鎖症　163

ひ

肥厚性幽門狭窄症　7
非ステロイド性消炎鎮痛薬　131
ビデオ喉頭鏡　129,154
肥満　119,120
　——症　120
　——度　120

ふ

ファーラー位　131
フェンタニル　165
腹部コンパートメント　59,61
腹壁形成異常　57
プレパレーション　101
プロプラノロール　73
分離換気　40
分離肺換気　31

へ

閉塞性睡眠時無呼吸症候群　150
扁桃　97
　——肥大　97,116

ほ

抱水クロラール　131
保護者同伴入室　124
ポリソムノグラフィ　100

ま

麻酔前投薬　53
マスク換気困難小児患者の麻酔導
　入アルゴリズム　152
末梢毛細血管の再充満時間　8

み

未熟児動脈管開存症　79
ミダゾラムシロップ　123

む

無呼吸　9
　——低呼吸指数　150

——発作　158

め

メタボリックシンドローム　123

ら

ランジオロール　73

り

理想体重　128
両方向性グレン手術　163

ろ

漏斗胸　27,28
　——の手術適応　28

欧文

数

1回拍出量変動　92
2型糖尿病　122
6H5T　136

A

AHI　97,100,150
AMM　47
anterior mediastinal mass　47
apnea hypopnea index　97, 150
ASA分類　158

B

BMI　119
Brodsky分類　98,99

C

capillary refilling time　8
CCAM　37
CDH　19
CICV　152,154
coil up sign　14
congenital diaphragmatic hernia　19
COX-2選択的阻害薬　102

CVR　40

D

Difficult Airway Society　153
distraction　53

E

ECMO　24,54
EXIT　38
extracorporeal membrane oxygenation　24,54

G

GEB　154
Gross分類　14
gum elastic bougie　154

H

HFO　19
high frequency oscillation　19
Holliday-Segarの4-2-1ルール　91
Holzknechtサイン　107
HPV　64,68
hypoxic pulmonary vasoconstriction　64

I

ICSD3　150
International Classification of Sleep Disorders 3rd　150
iv-PCA　33,34

M

Mackenzie分類　98,99
modified rapid sequence intubation　11
MRI　105,107,157
multimodal analgesia　34

N

NO　68,69
Nuss法　27,30,31

O

obstructive sleep apnea
　syndrome　150
OSAS　150

P

patient-controlled analgesia
　93
PCA　93
persistent pulmonary hyper-
　tension in the newborn　21
PH　63,64,65,66,67,68,69
PPHN　21,38,39

pulmonary hypertension　63

Q

Qp/Qs　164

R

RAE チューブ　102
Ramstedt の手術　10
Ravitch 法　30
RVOTS　71

S

SAD　152,154
SAMPLE　134

Stocker 分類　37
supraglottic airway device
　152

T

T & S　89
tet spell　71
TOF　130
triple airway maneuvers　127

V

VF　136
VSD　63,64,65,66,67,68,71

カンファでおさえる小児麻酔　　　　　　　　　　　＜検印省略＞

2018年10月25日　第1版第1刷発行

定価（本体3,900円＋税）

　　　　　　　　編　集　宮　部　雅　幸
　　　　　　　　　　　　川　名　　　信
　　　　　　　　発行者　今　井　　　良
　　　　　　　　発行所　克誠堂出版株式会社
　　　　　　　　〒113-0033　東京都文京区本郷 3-23-5-202
　　　　　　　　電話（03）3811-0995　振替 00180-0-196804
　　　　　　　　URL　http://www.kokuseido.co.jp

ISBN 978-4-7719-0509-2 C3047 ￥3900E　　　印刷　三報社印刷株式会社
Printed in Japan ©Masayuki Miyabe, Shin Kawana, 2018

- 本書の複製権・翻訳権・上映権・譲渡権・公衆送信権（送信可能化権を含む）は克誠堂出版株式会社が保有します。
- 本書を無断で複製する行為（複写, スキャン, デジタルデータ化など）は,「私的使用のための複製」など著作権法上の限られた例外を除き禁じられています。大学, 病院, 診療所, 企業などにおいて, 業務上使用する目的（診療, 研究活動を含む）で上記の行為を行うことは, その使用範囲が内部的であっても, 私的使用には該当せず, 違法です。また私的使用に該当する場合であっても, 代行業者等の第三者に依頼して上記の行為を行うことは違法となります。
- JCOPY＜(社)出版者著作権管理機構　委託出版物＞
本書の無断複写は著作権法上での例外を除き禁じられています。複写される場合は, そのつど事前に(社)出版者著作権管理機構（電話 03-3513-6969, Fax 03-3513-6979, e-mail：info@jcopy.or.jp）の許諾を得てください。